Bereit für meine Paukenröhrchen-Operation

Ein Buch über die Paukenröhrchen-Operation für Kinder – Vorbereitung und Erholungsphase

Dieses Buch gehört:

Geschrieben von Dr. Fei Zheng-Ward   Illustiert von Moch. Fajar Shobaru

Urheberrecht 2025 Fei Zheng-Ward

Alle Rechte vorbehalten. Publiziert von Fei Zheng-Ward, einem Imprint von FZWbooks.

Kein Teil dieses Buches darf ohne vorherige schriftliche Genehmigung des Inhabers des Urheberrechtes kopiert, reproduziert, aufgenommen, übertragen oder in irgendeiner elektronischen oder physischen Form gespeichert werden.

ISBN 979-8-89318-093-0 (eBook)
ISBN 979-8-89318-094-7 (Taschenbuch)

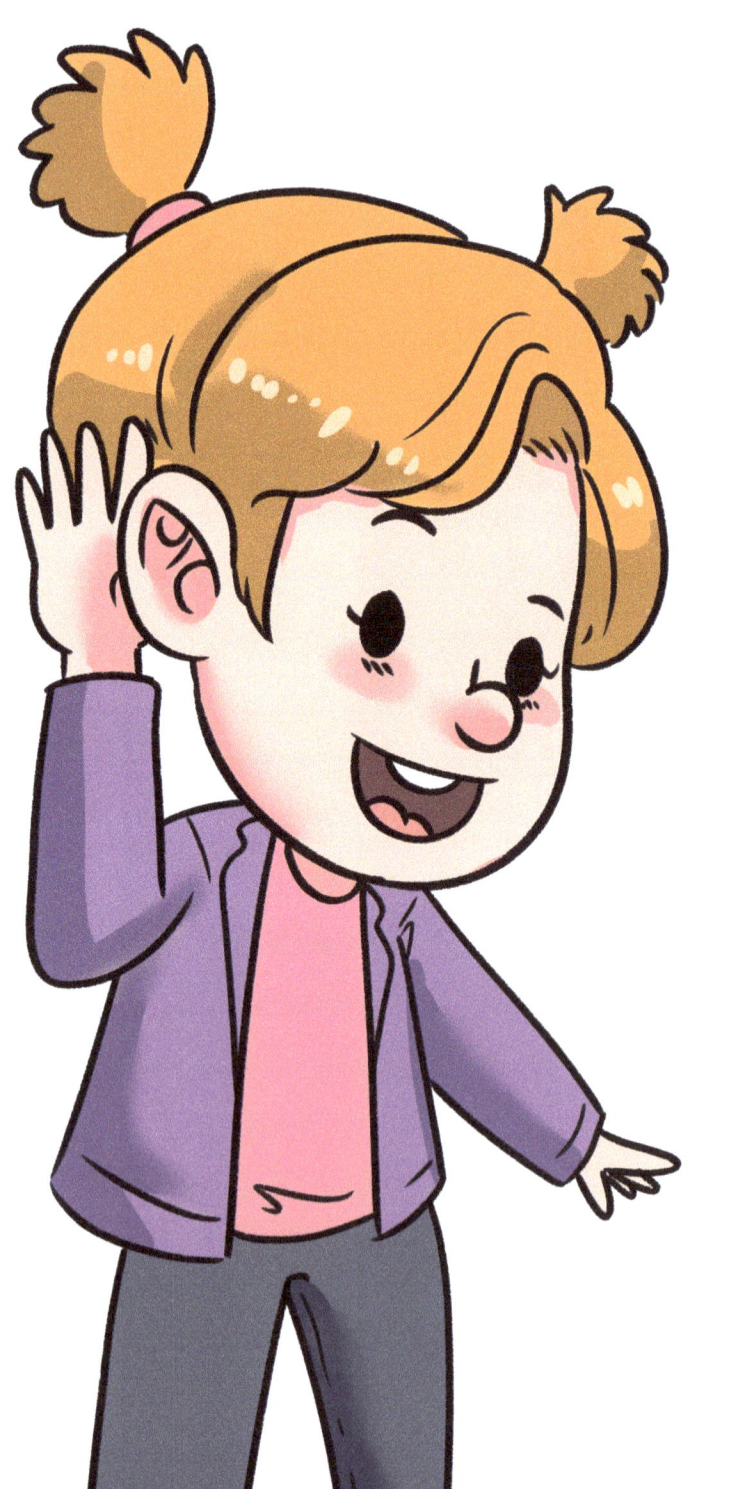

Was hörst du am liebsten?

Musik _____

Eine Geschichte _____

Einen lustigen Witz _____

Was auch immer dein Lieblingsgeräusch ist, du musst gut hören können, damit du lernen und wachsen kannst.

Wusstest du, dass jedes deiner beiden Ohren aus drei Hauptteilen besteht?

Das sind das äußere Ohr, das Mittelohr und das Innenohr.

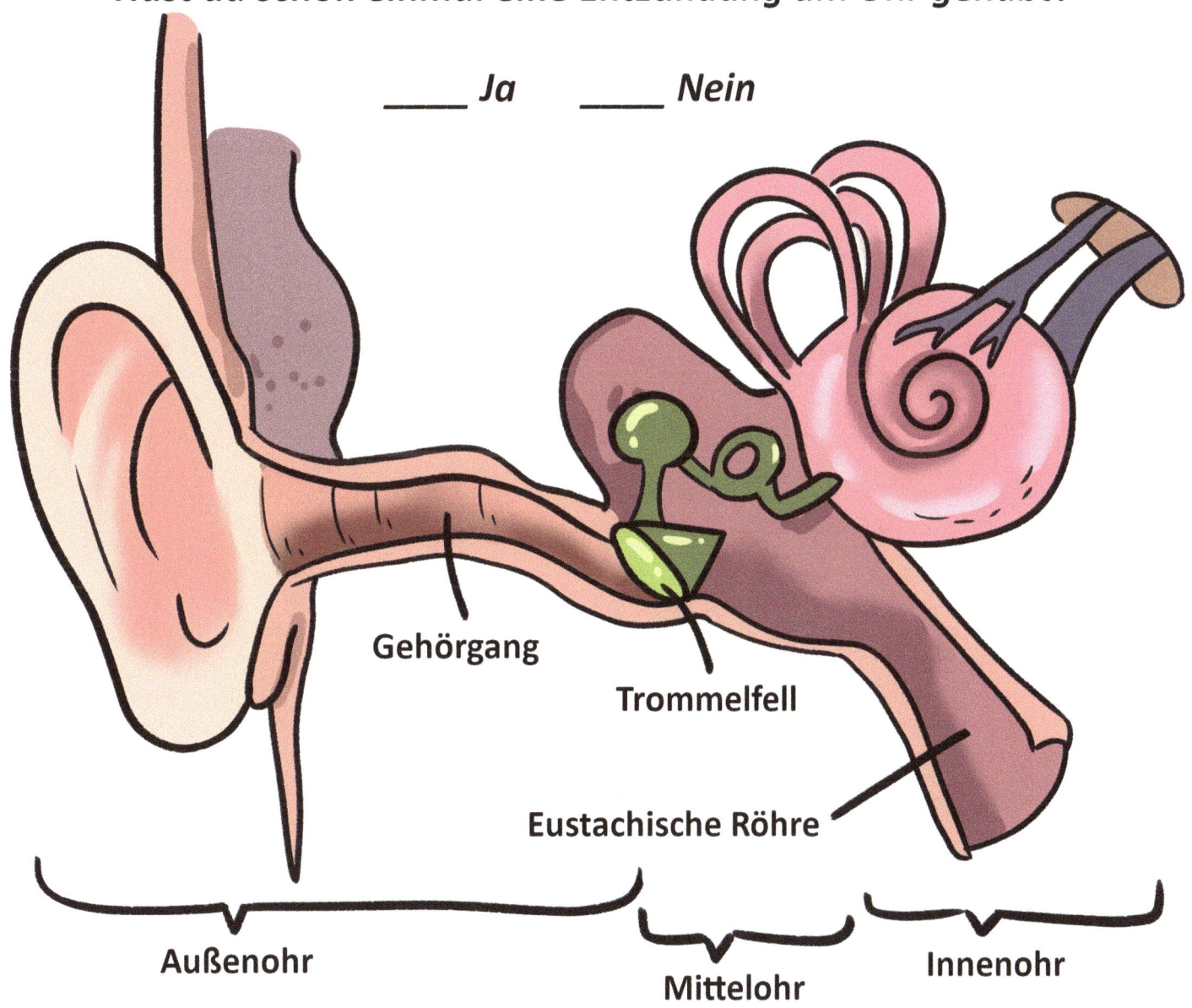

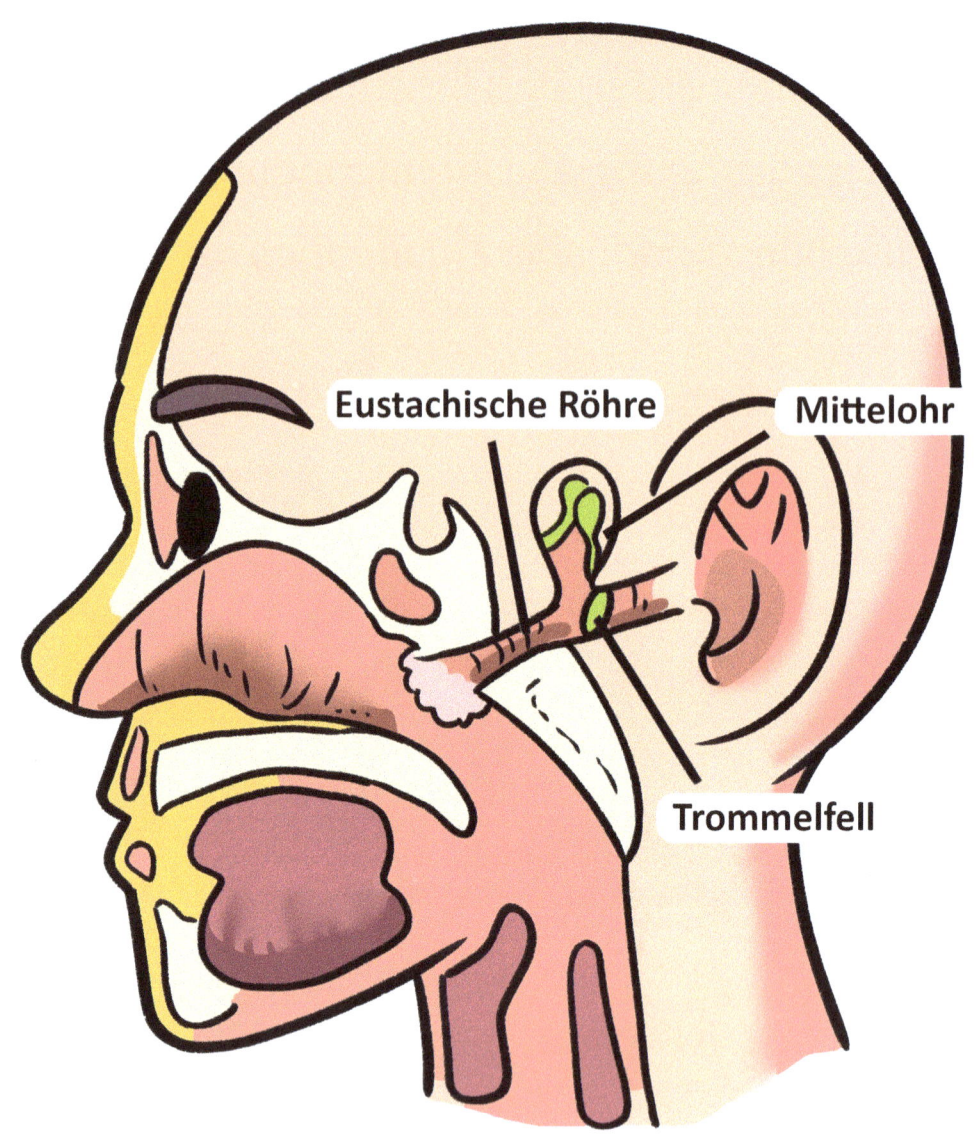

Die Eustachische Röhre verbindet dein Mittelohr mit dem hinteren Bereich deiner Nase und ist normalerweise verschlossen. Sie öffnet sich manchmal, um den Druck zwischen Mittelohr und der Außenwelt auszugleichen.

Wenn sich die Röhre öffnet, hörst du dadurch vielleicht ein „Plopp" im Ohr.

<u>Lustiger Fakt</u>: Wusstest du, dass du deine Eustachische Röhre gezielt öffnest, wenn du deinen Mund ganz weit aufmachst, du gähnst, vorsichtig die Nase schnäuzt oder an einem Lutscher lutscht oder etwas herunterschluckst?

Druck im Ohr kann sich anfühlen, als wäre es verstopft, vollsitzend oder dumpf, sodass du dann schlechter hören kannst.

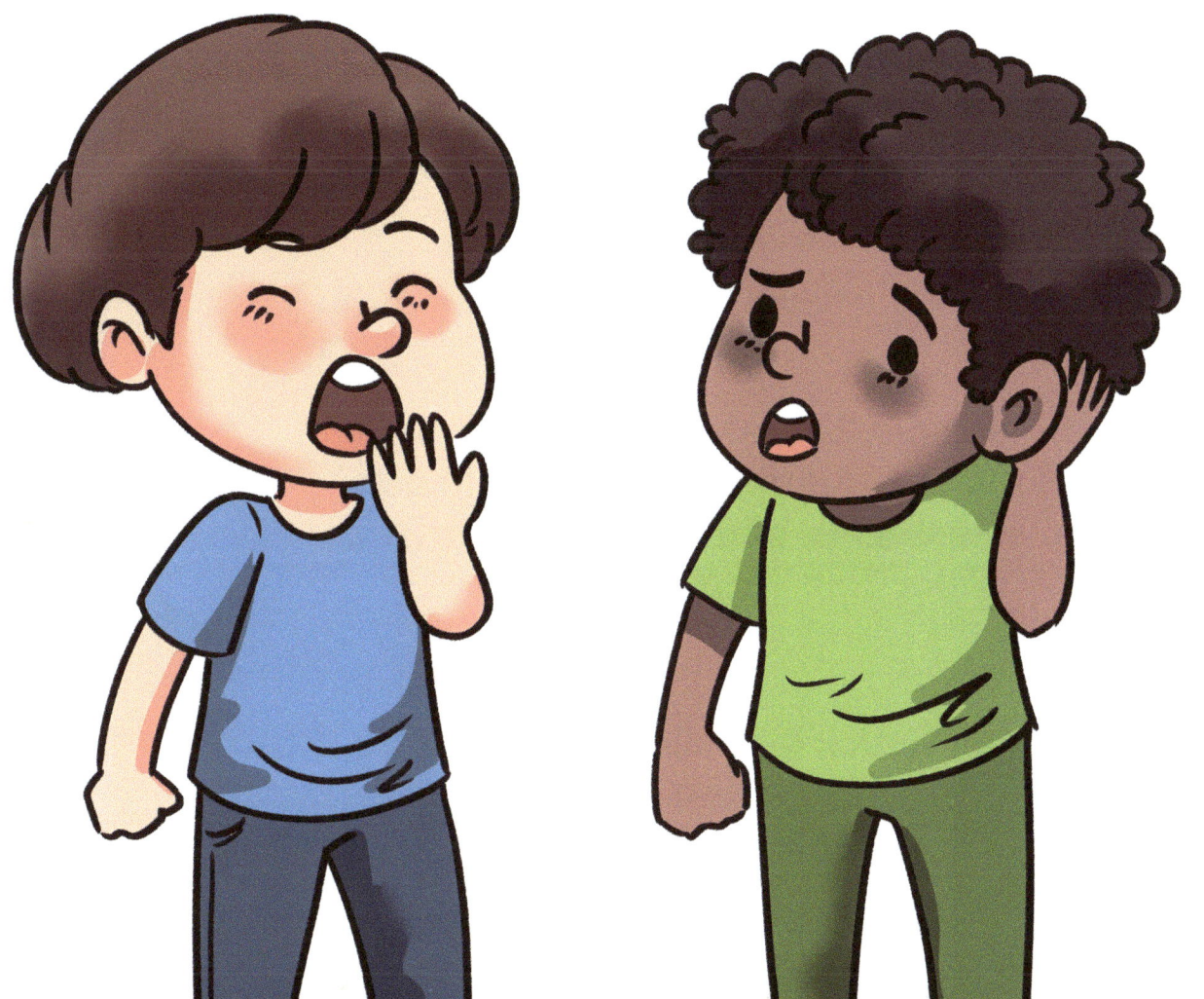

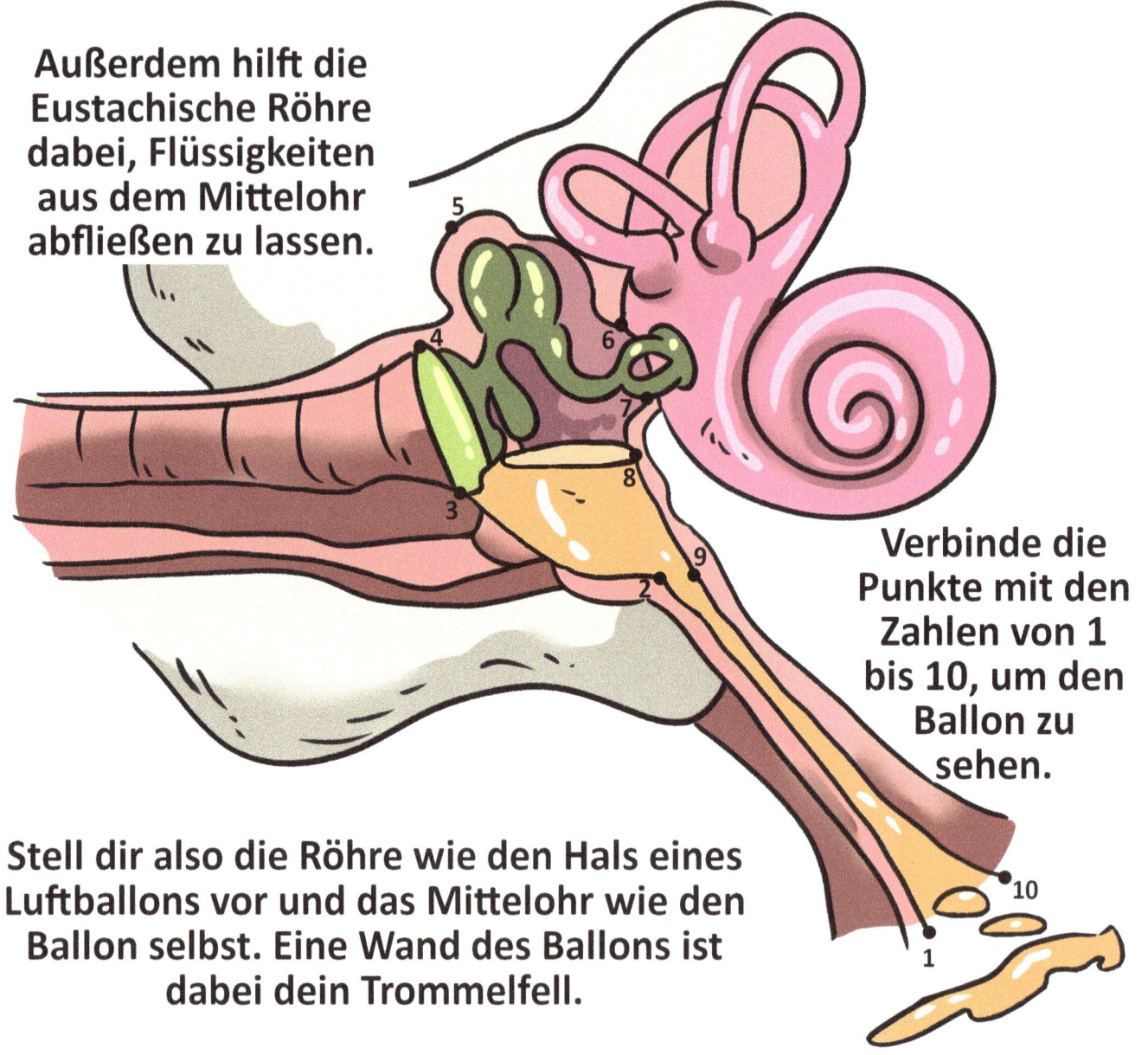

Der Druck in deinem Mittelohr verändert sich auch dann, wenn du mit einem Flugzeug fliegst, einen Berg besteigst oder heruntergehst, tauchst oder erkältest bist, oder deine Nasennebenhöhlen entzündet sind.

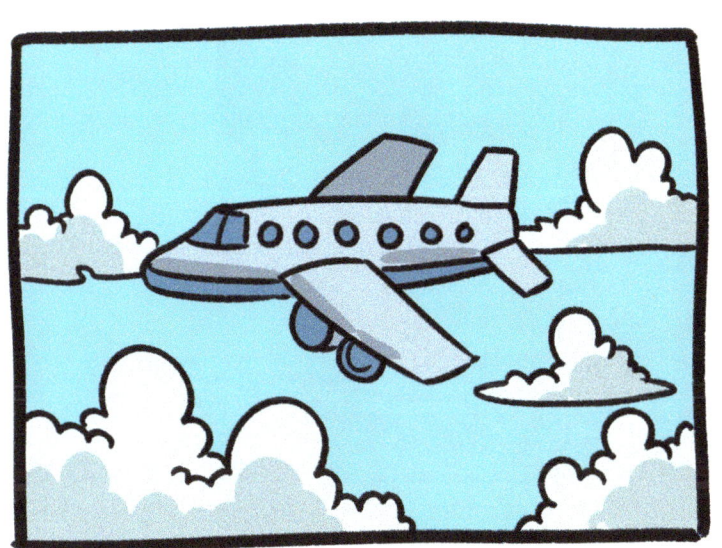
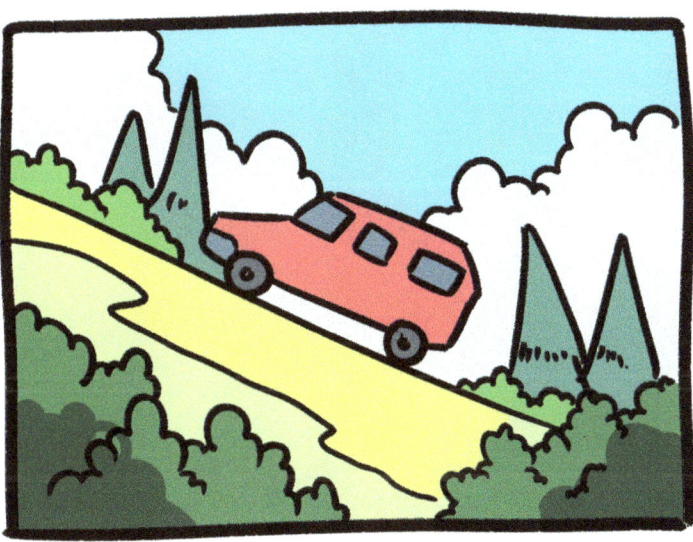
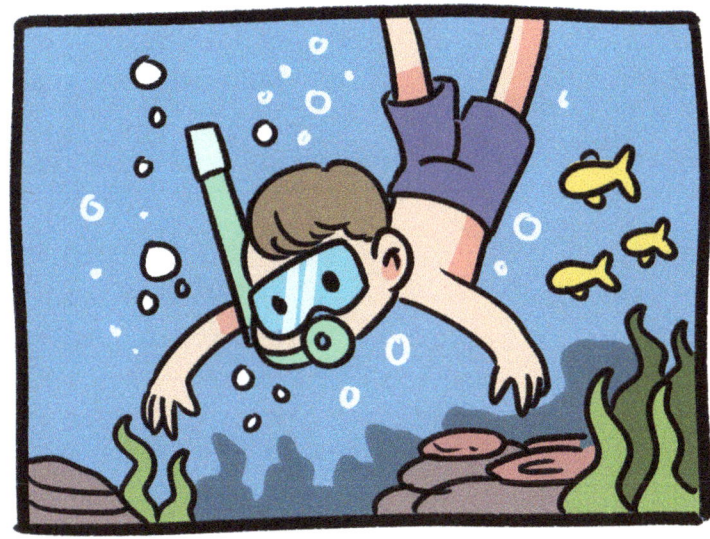
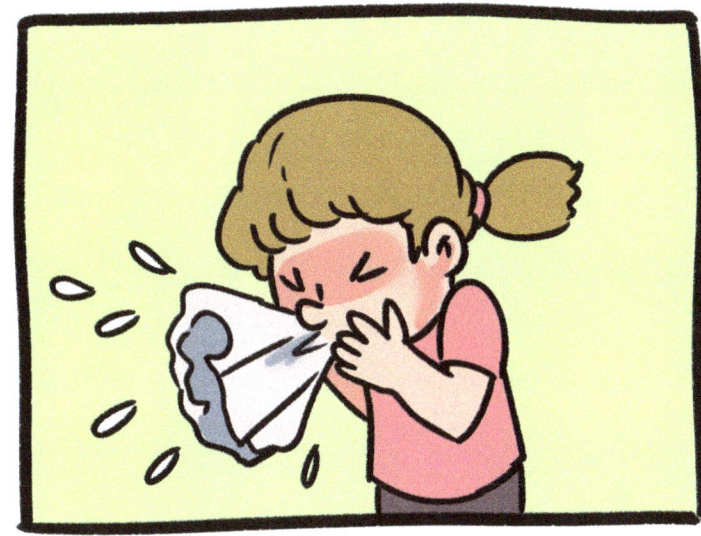

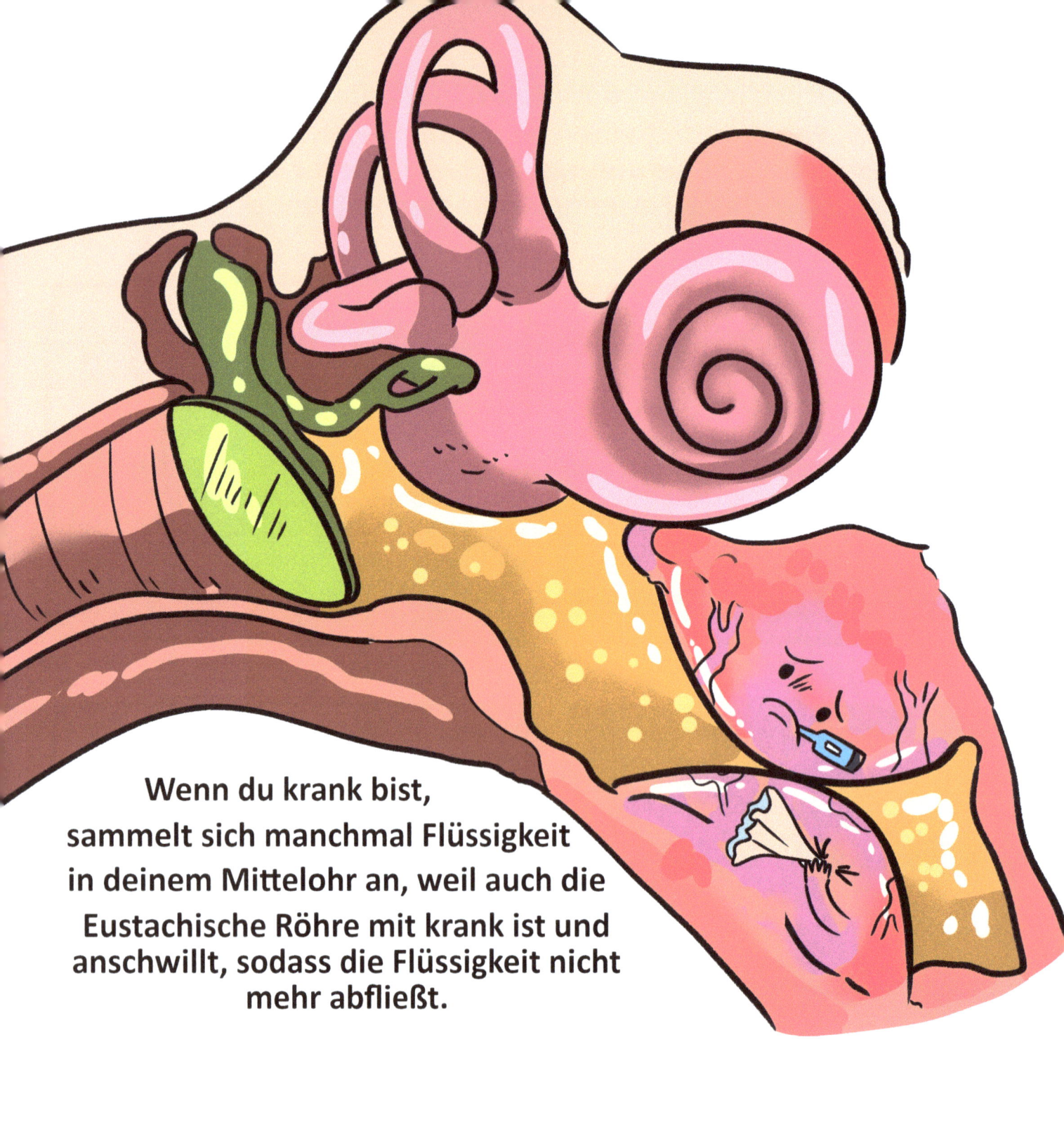

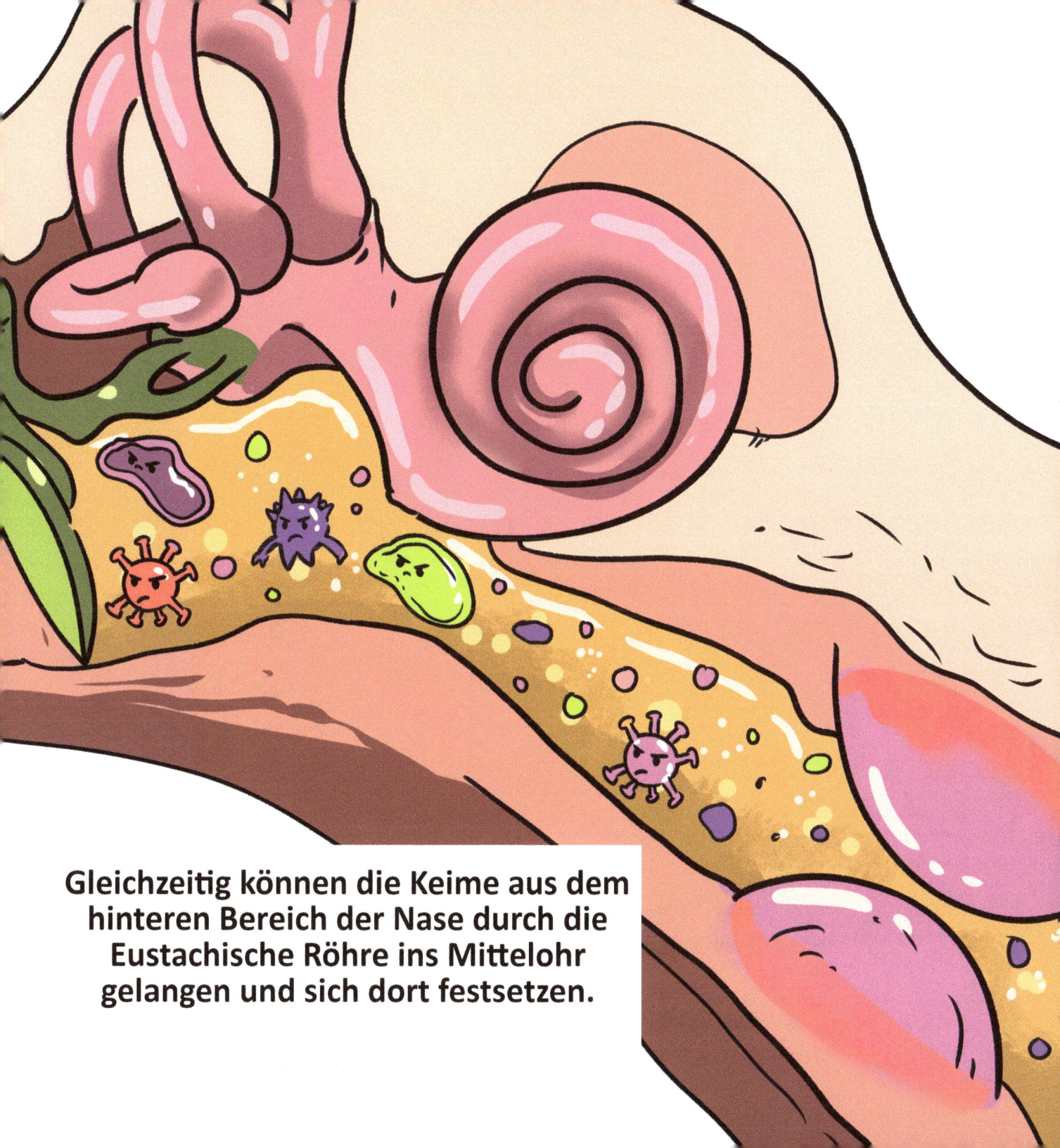

Wenn die Flüssigkeit nicht richtig abfließen kann, können sich die Keime vermehren und sich dort breit machen.

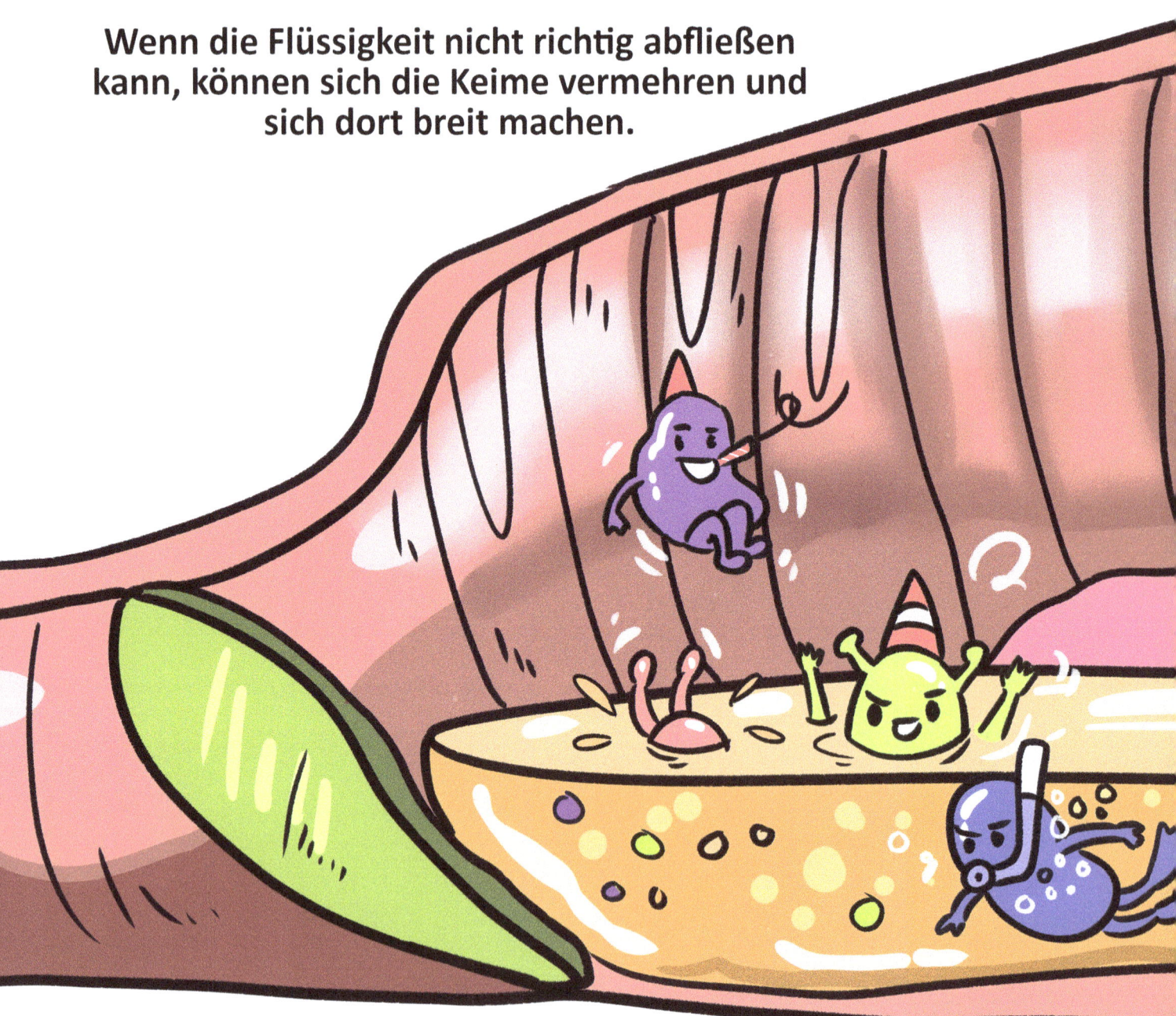

Dann wird dein Mittelohr ganz rot und geschwollen. Diese Infektion nennt man auch Mittelohrentzündung (Otitis media).

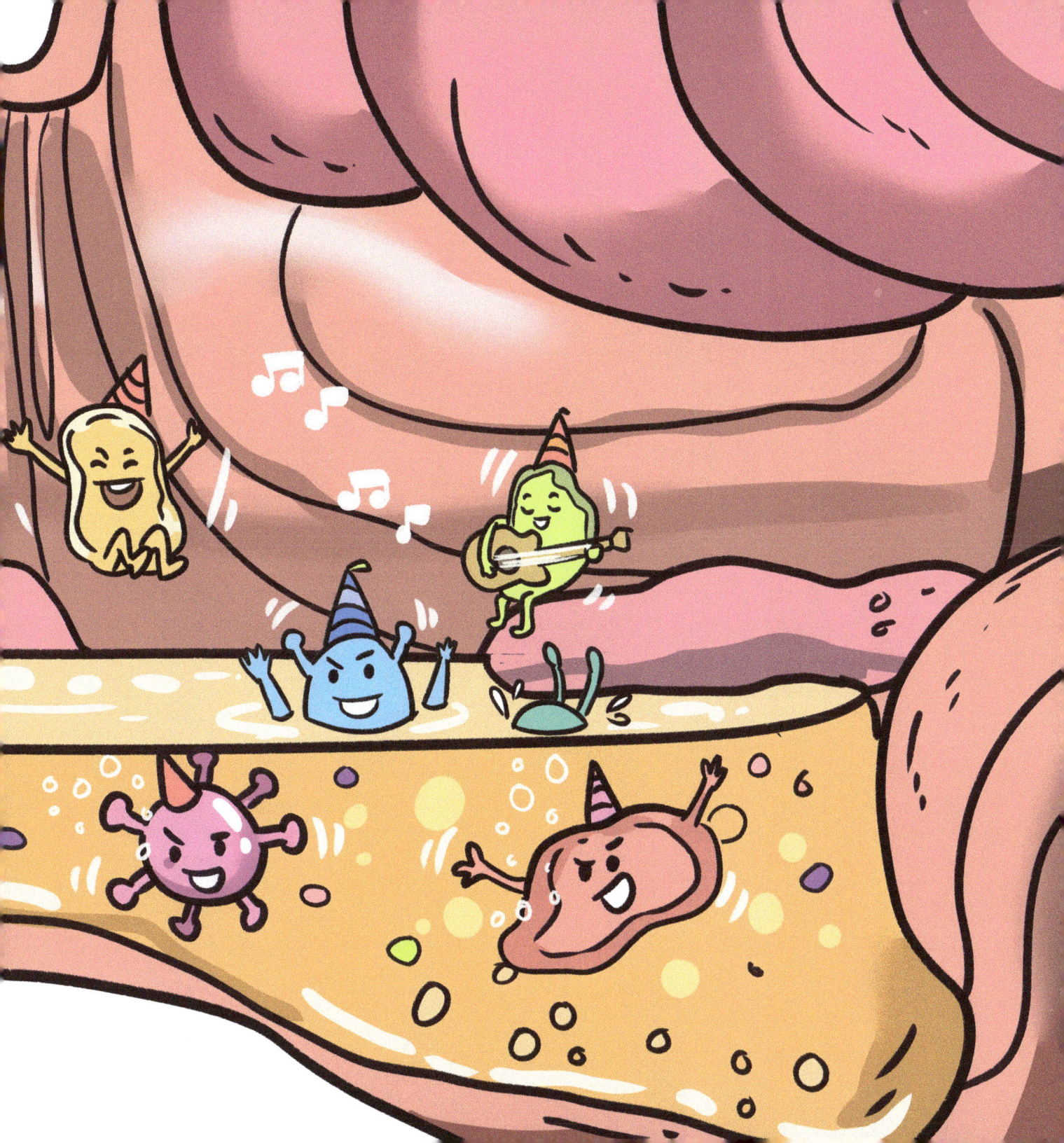

Wenn du eine Mittelohrentzündung hast, können folgende Symptome auftreten.

Welche der Symptome hast du bemerkt? Kreise sie unten ein.

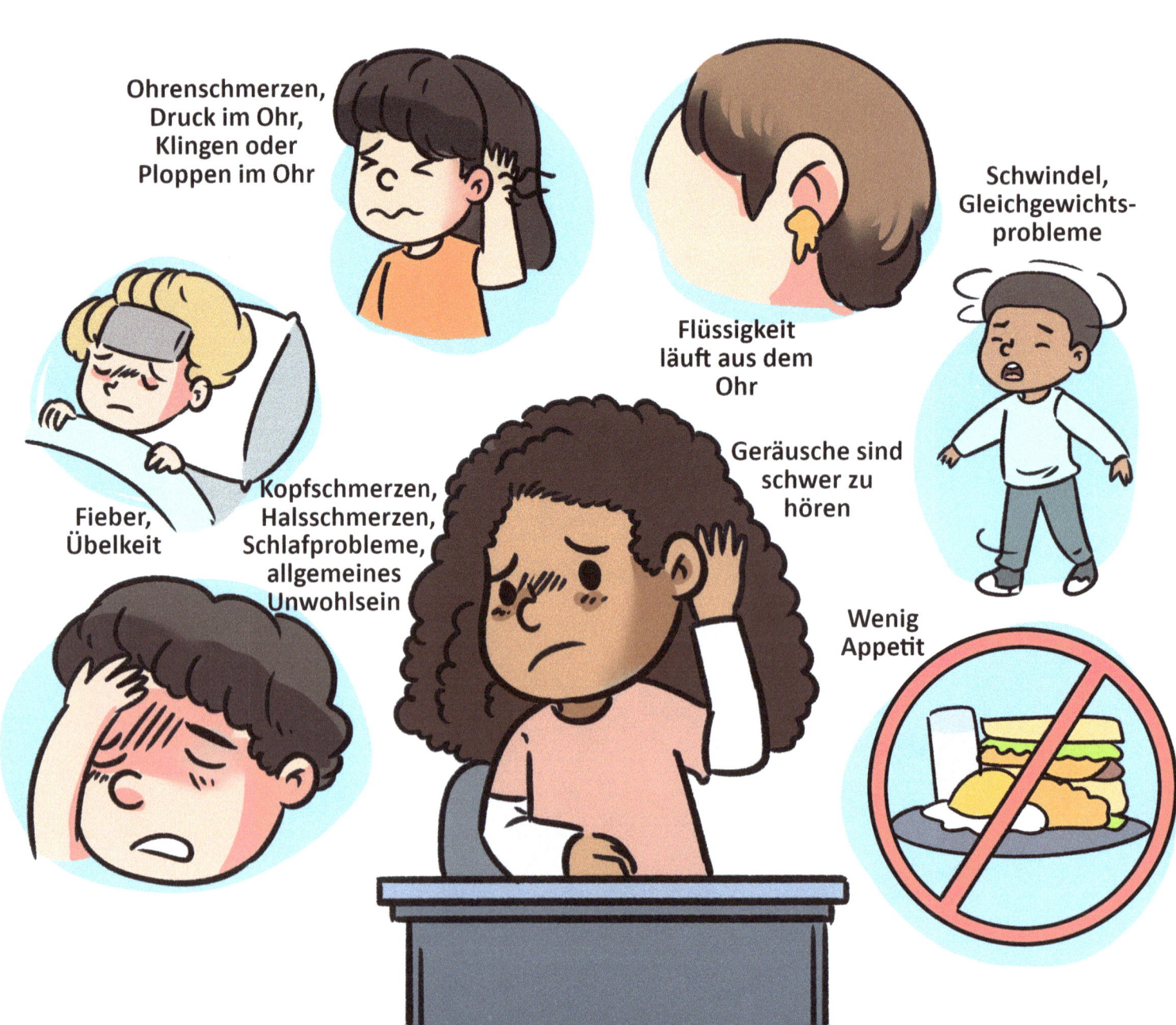

Es ist schwierig, neue Wörter zu lernen oder deine Lieblingsmusik zu genießen, wenn du nicht richtig hören kannst.

Meistens heilt eine Ohrentzündung von selbst ab. Wenn nicht, bekommst du eventuell Medikamente, um wieder gesund zu werden.

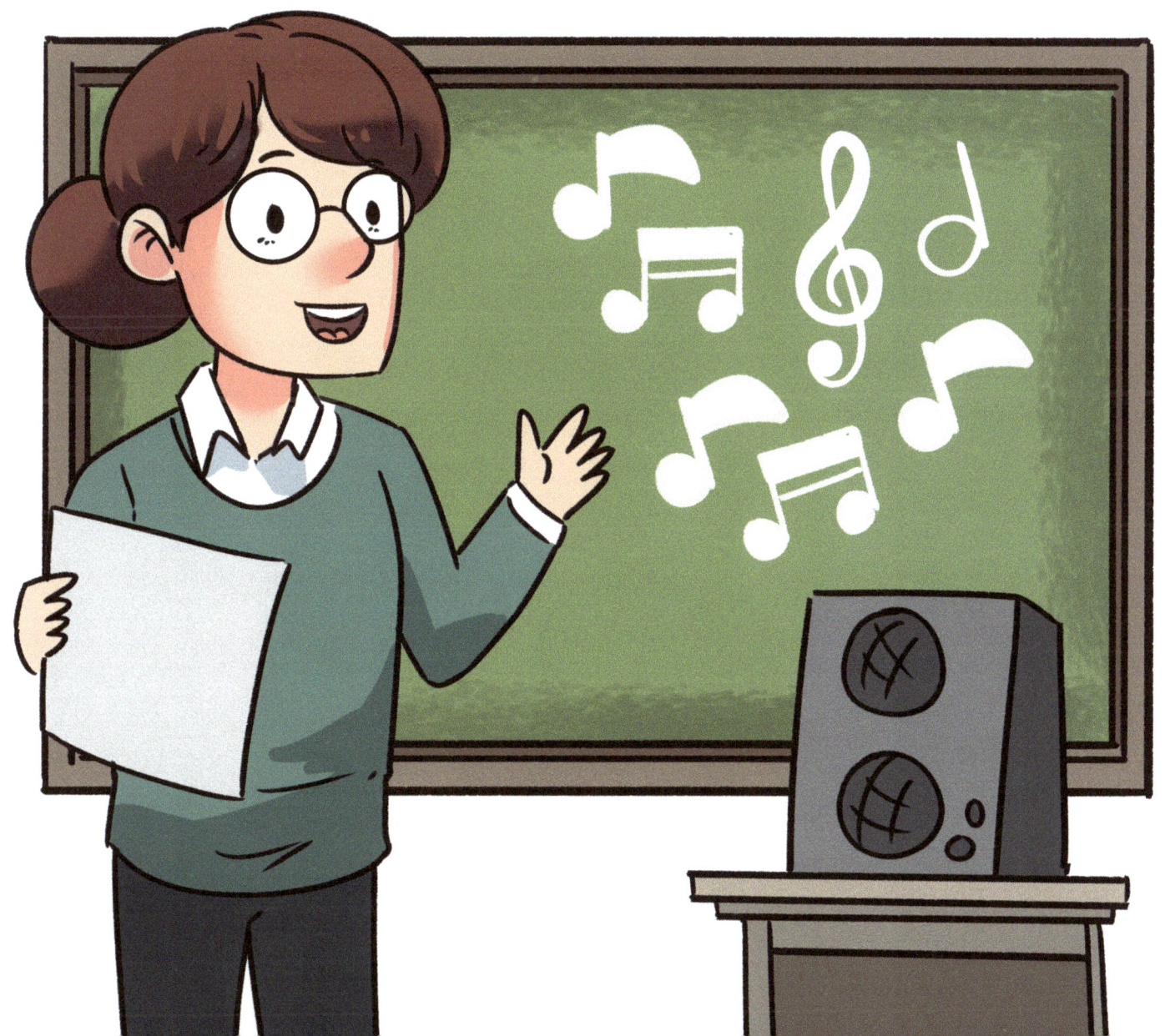

Dein Arzt oder deine Ärztin, die freundlich und vorsichtig sind, können dein Herz und deine Lunge abhören und auch deine Nase und Ohren untersuchen.

Wenn du häufiger Mittelohrentzündungen hast, kann es sein, dass empfohlen wird, ein Paukenröhrchen ins Trommelfell einzusetzen, damit die Flüssigkeit in den Gehörgang abfließen kann.

In welches Ohr soll das Paukenröhrchen eingesetzt werden?

Kreise deine Antwort unten ein.

Links

Rechts

Beide

Ein Paukenröhrchen ist winzig klein und hohl und kann verschiedene Farben wie weiß, blau oder grün haben. Es besteht aus Kunststoff oder Metall.

Welche Farbe hat dein Paukenröhrchen? Kreise die Antwort ein.

Blau   **Weiß**   **Grün**   **Metall**

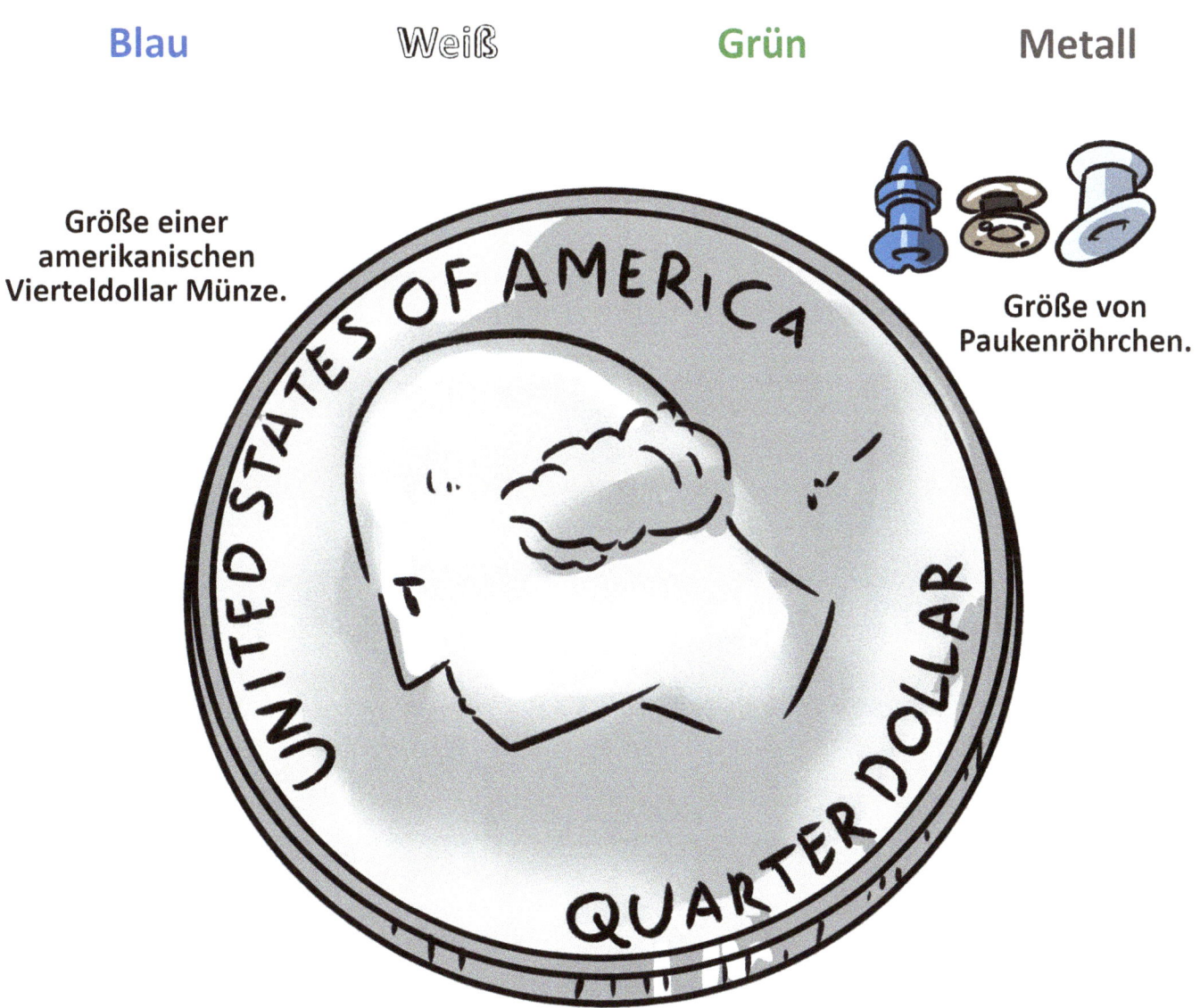

Größe einer amerikanischen Vierteldollar Münze.

Größe von Paukenröhrchen.

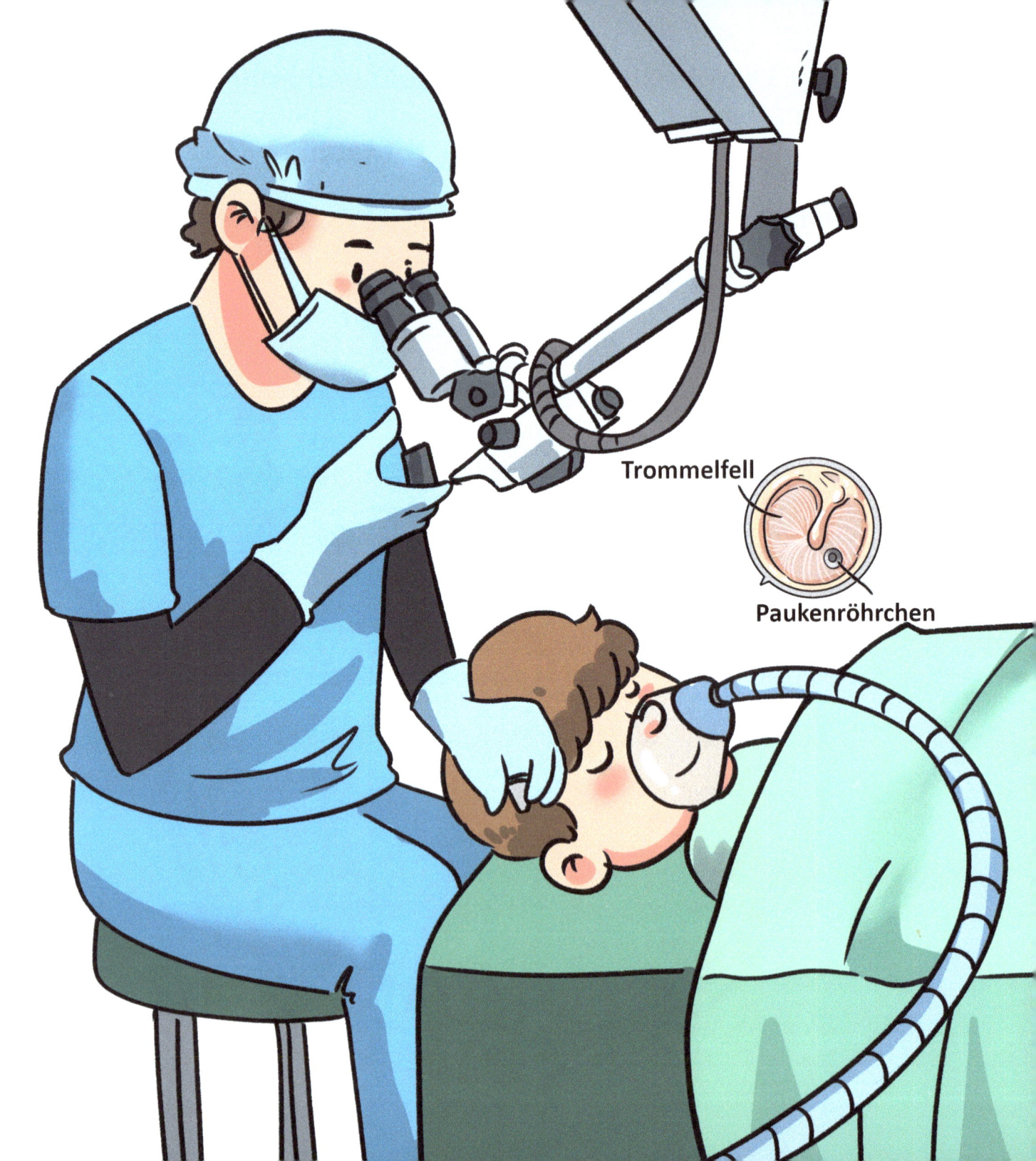

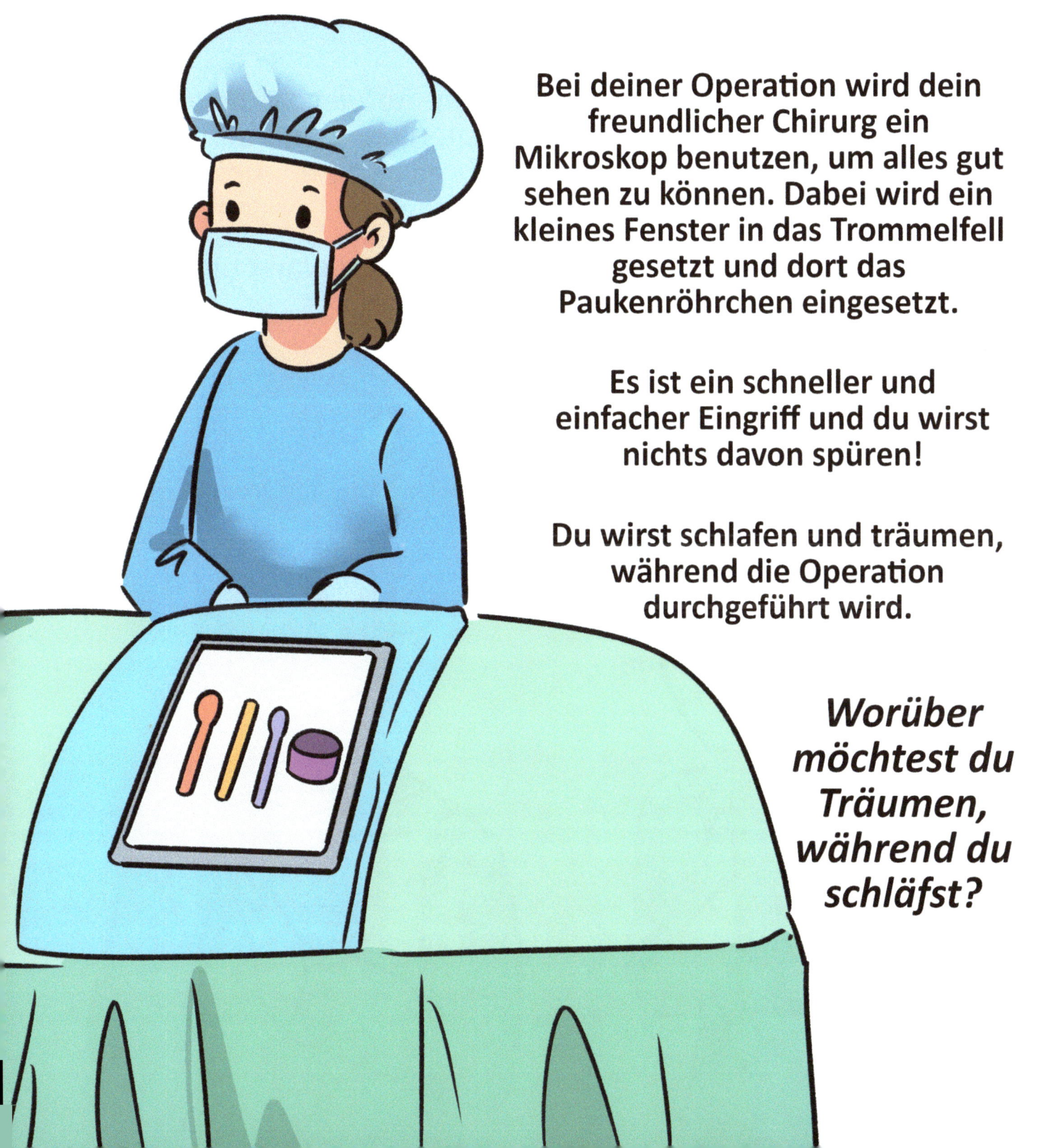

Bei deiner Operation wird dein freundlicher Chirurg ein Mikroskop benutzen, um alles gut sehen zu können. Dabei wird ein kleines Fenster in das Trommelfell gesetzt und dort das Paukenröhrchen eingesetzt.

Es ist ein schneller und einfacher Eingriff und du wirst nichts davon spüren!

Du wirst schlafen und träumen, während die Operation durchgeführt wird.

Worüber möchtest du Träumen, während du schläfst?

Nach der Operation wachst du im Aufwachraum auf. Vielleicht fühlst du dich ein bisschen unwohl, aber keine Sorge. Die Krankenschwester verabreicht dir ein besonderes Medikament, damit es dir schnell besser geht.

Alle im Raum werden sehen, wie mutig du warst und ganz stolz auf dich sein!

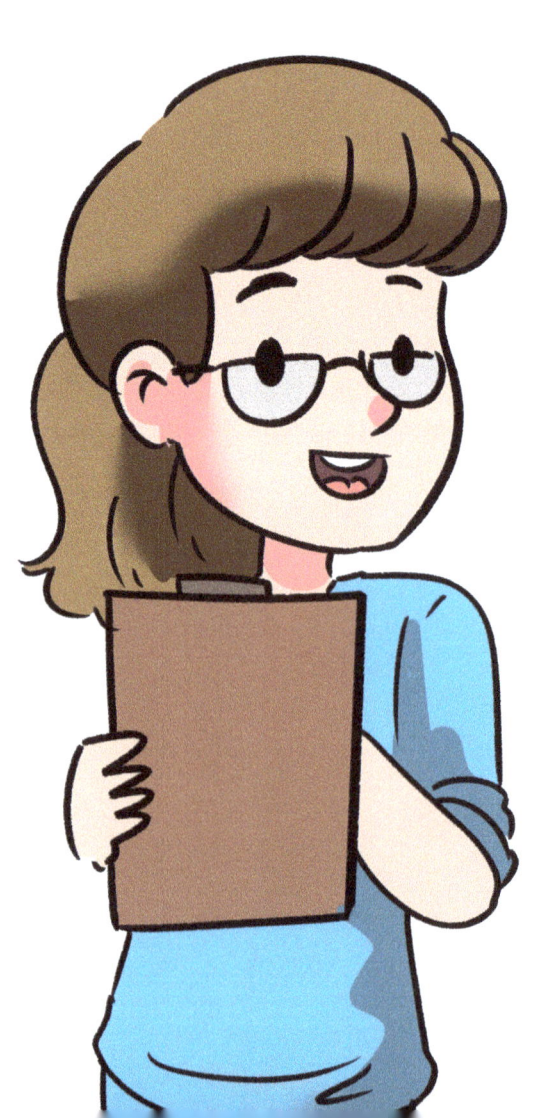
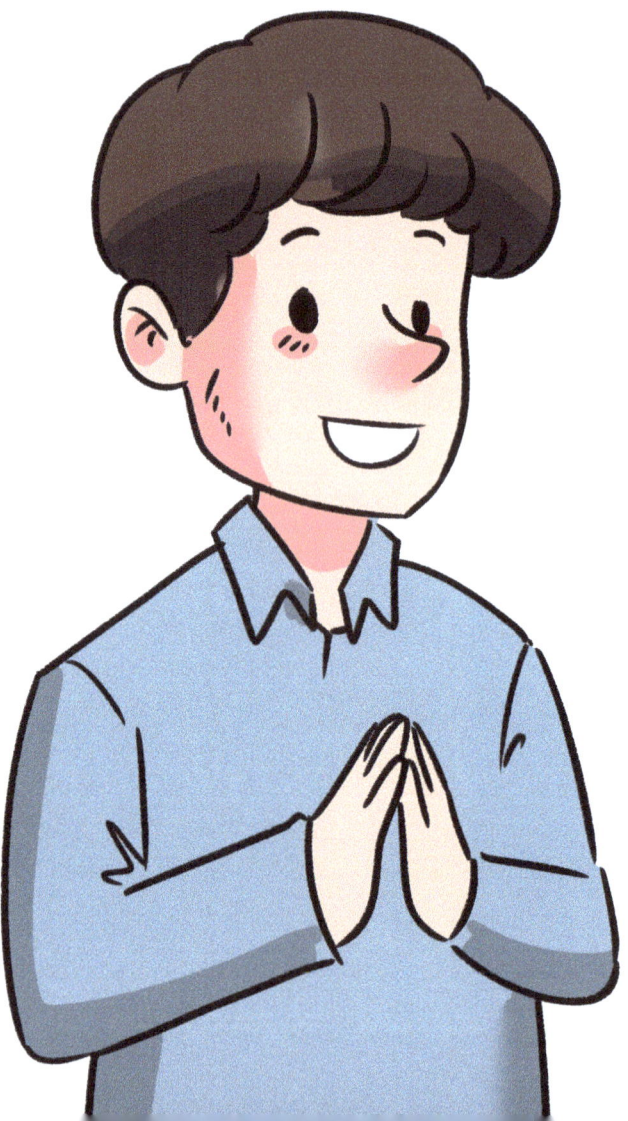

Was hilft dir dabei, dich nach der Operation besser und wohler zu fühlen?

Du bist sehr mutig, _____!
(Schreib deinen Namen oben hin.)

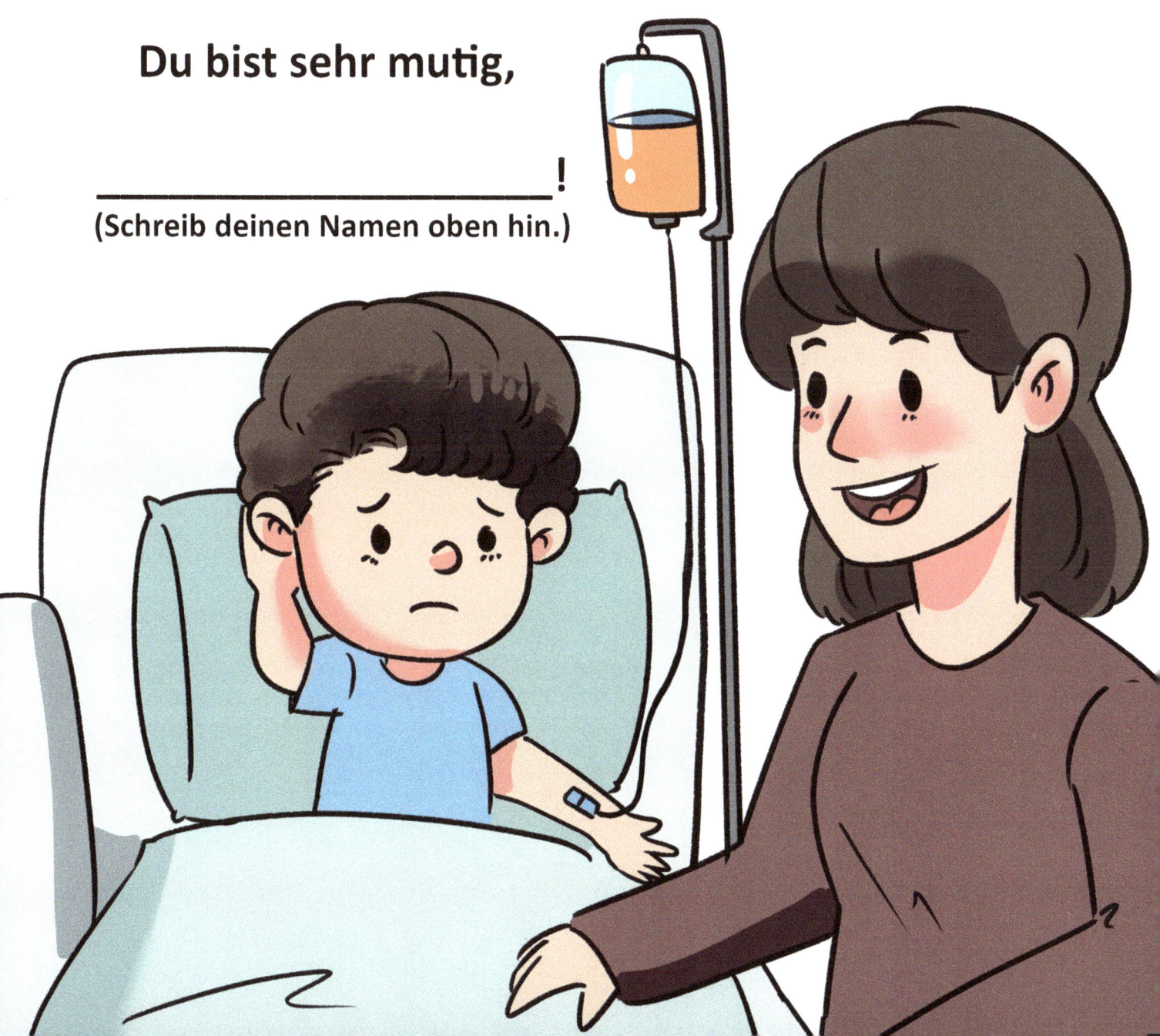

Während du dich von deiner Operation erholst, könnte es sein, dass du Fieber bekommst oder etwas empfindlicher gegenüber Geräuschen bist und nicht so viel Appetit hast.

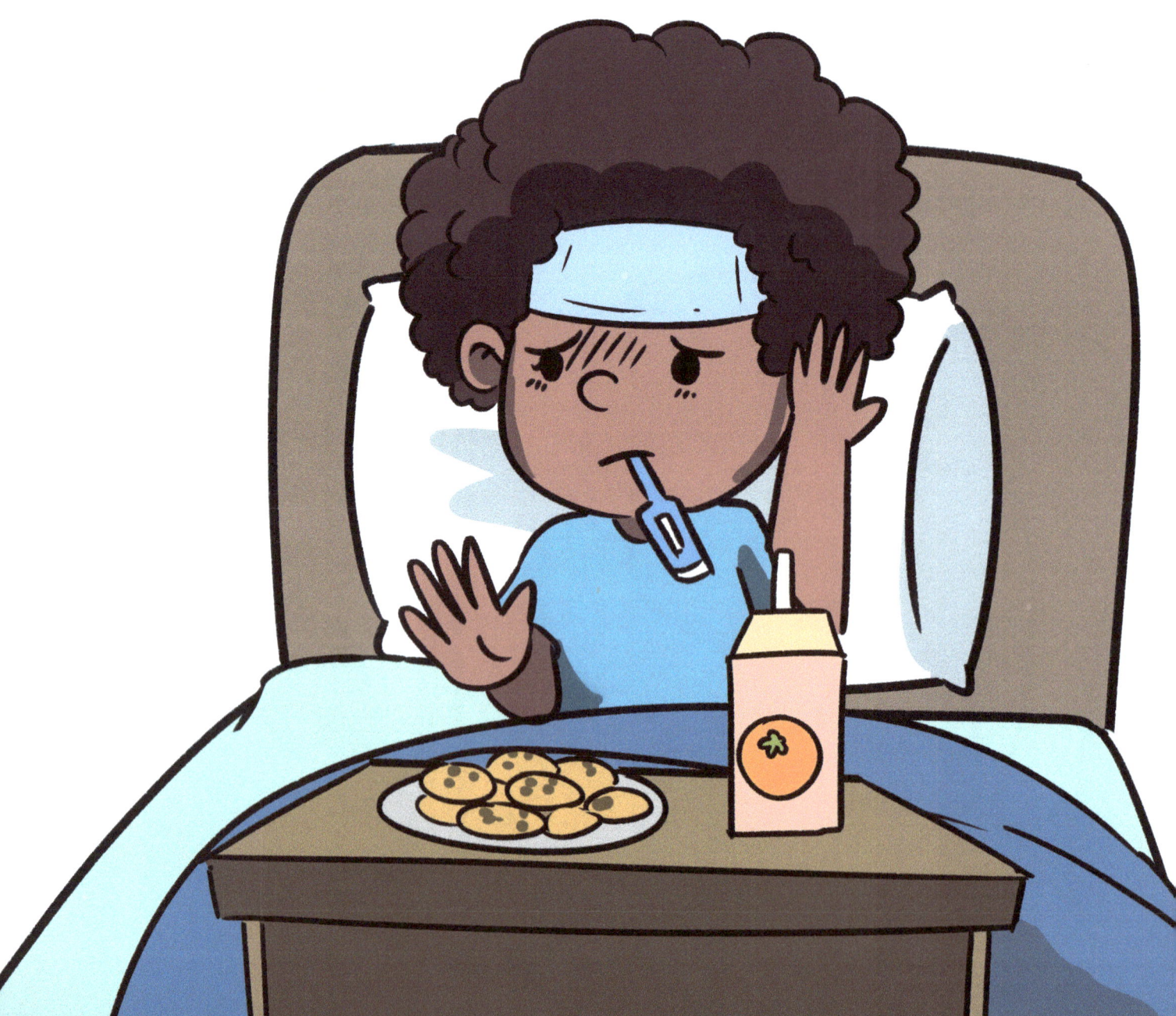

Vielleicht läuft auch ein bisschen Flüssigkeit aus deinem Ohr. Aber das ist alles normal und wird bald wieder besser.

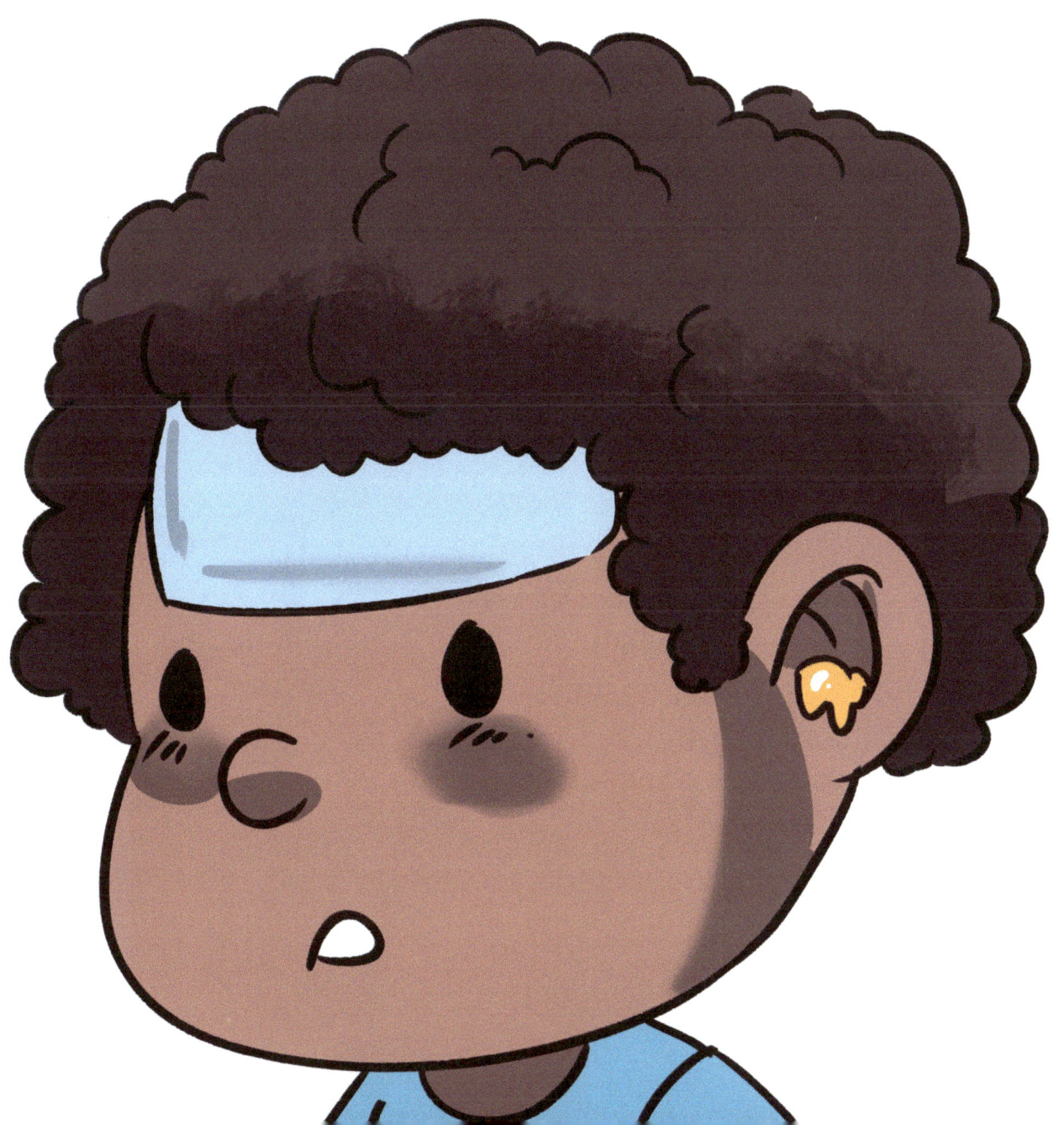

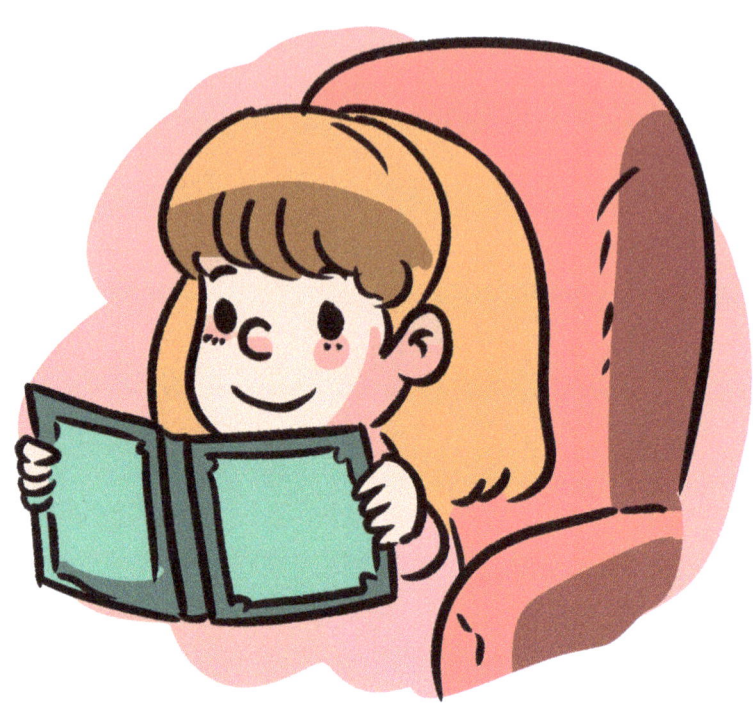

Was kannst du tun, während du dich von deiner Operation erholst?

Während dieser Zeit sollst du dich gut ausruhen, dich entspannen und dich darauf konzentrieren, schnellstmöglich wieder gesund zu werden.

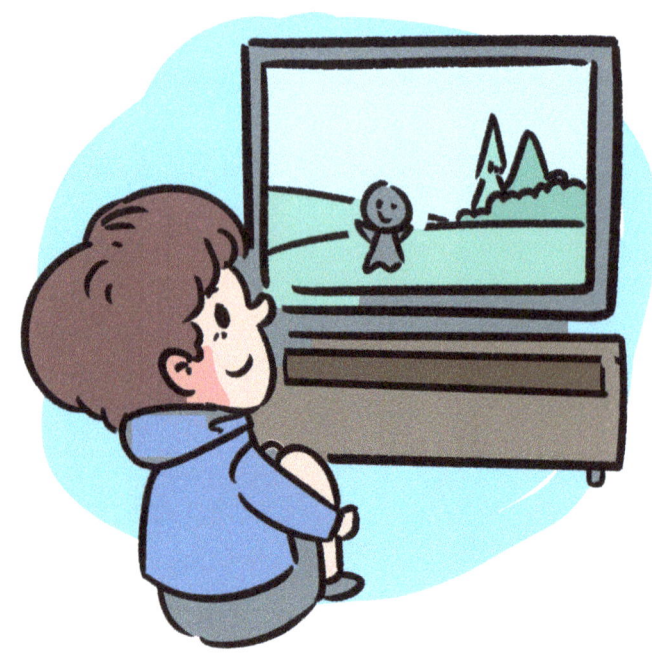

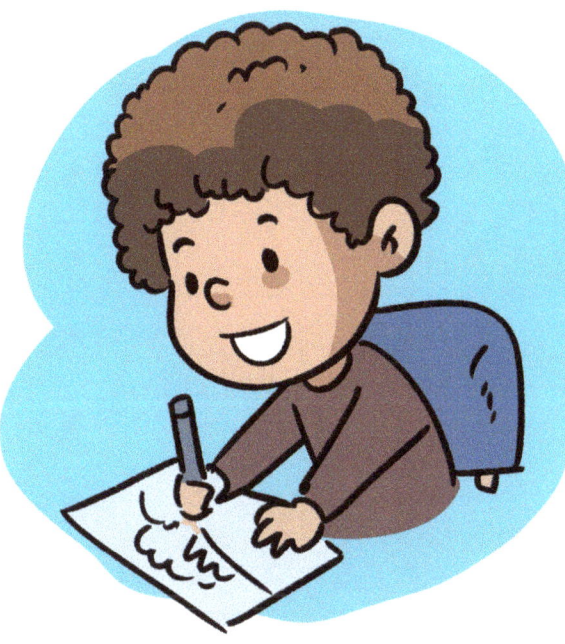

Sobald dein Paukenröhrchen eingesetzt wurde, kann jede Flüssigkeit aus deinem Mittelohr ganz einfach abfließen, sodass du dich besser fühlst und auch besser hören kannst.

Ich habe vor:

_____ Bücher zu lesen

_____ Filme zu schauen

_____ Zu malen oder Dinge auszumalen

_____ Mich auszuruhen

Anderes: _____

Du bekommst wahrscheinlich spezielle Tropfen für dein Ohr. Diese Tropfen fühlen sich meist etwas kühl an, aber sie helfen dabei, die Keime zu bekämpfen, damit du schnell wieder gesund wirst.

Aber keine Sorge: Deine Eltern oder Bezugspersonen helfen dir dabei.

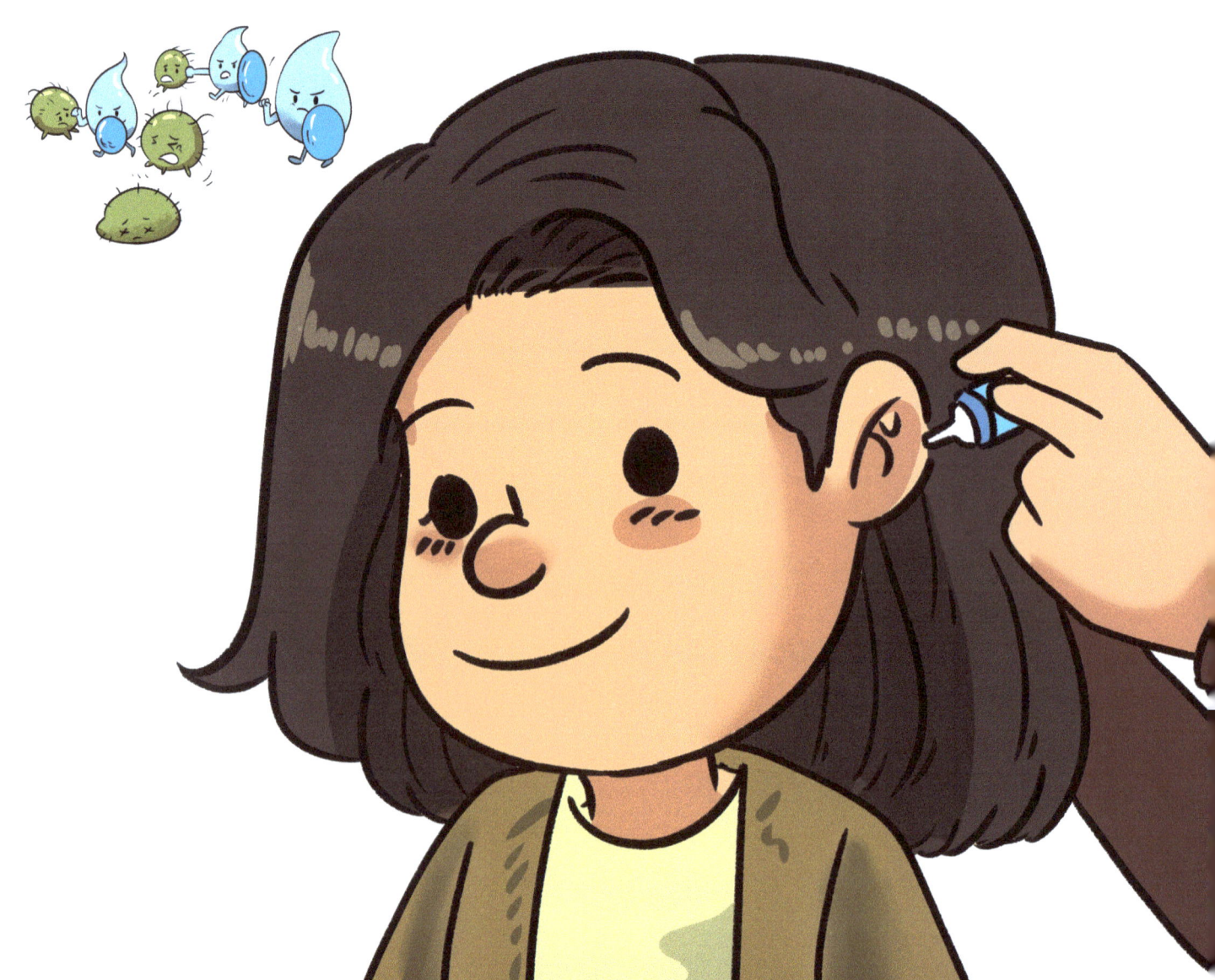

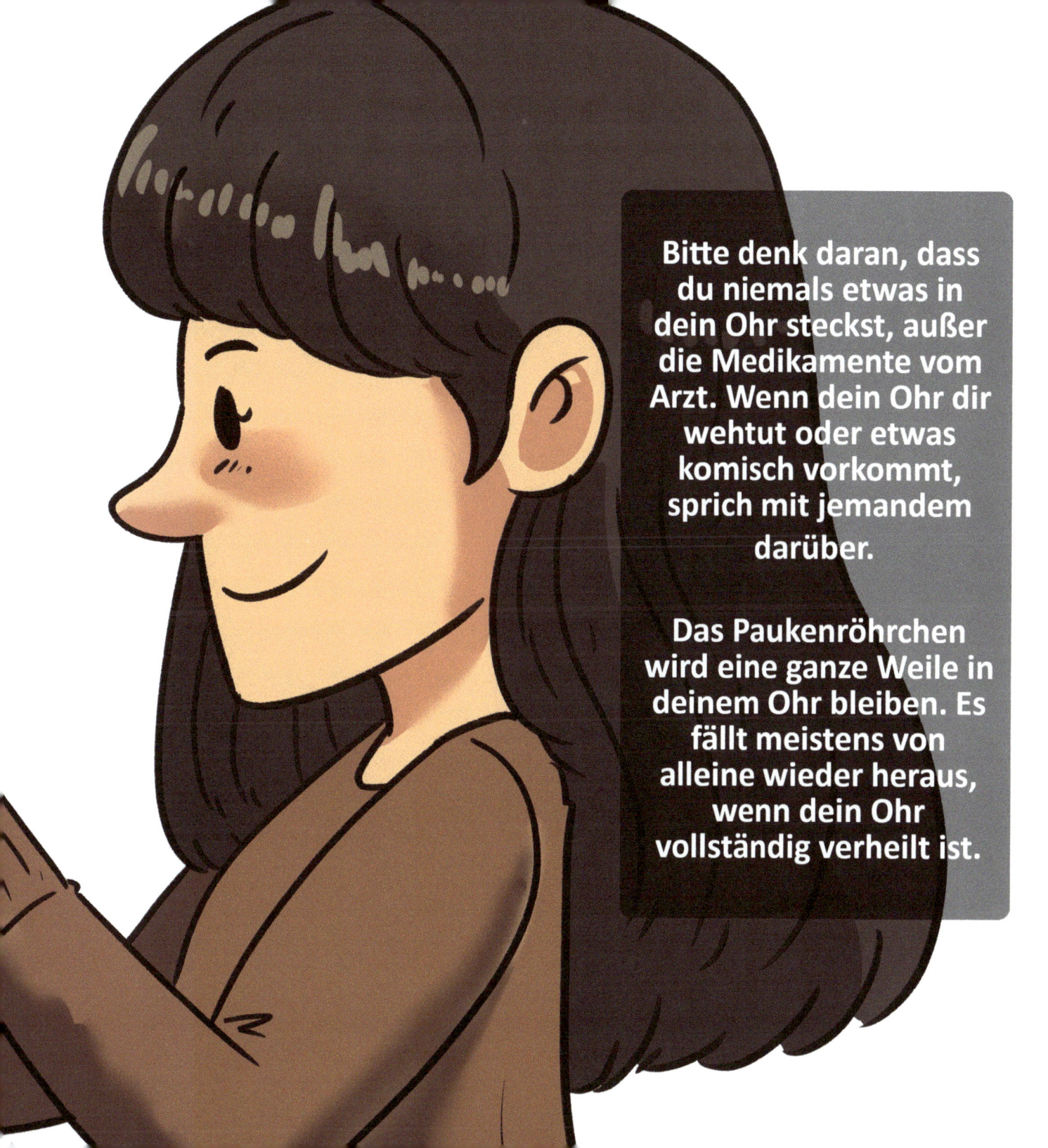

Wenn du es schaffst, deinen Kopf nicht ins Wasser zu bekommen, kannst du sogar baden oder in sauberem Wasser schwimmen, ohne dabei Ohrstöpsel zu tragen.

Aber wenn du lieber welche benutzen möchtest, kannst du das auf jeden Fall machen.

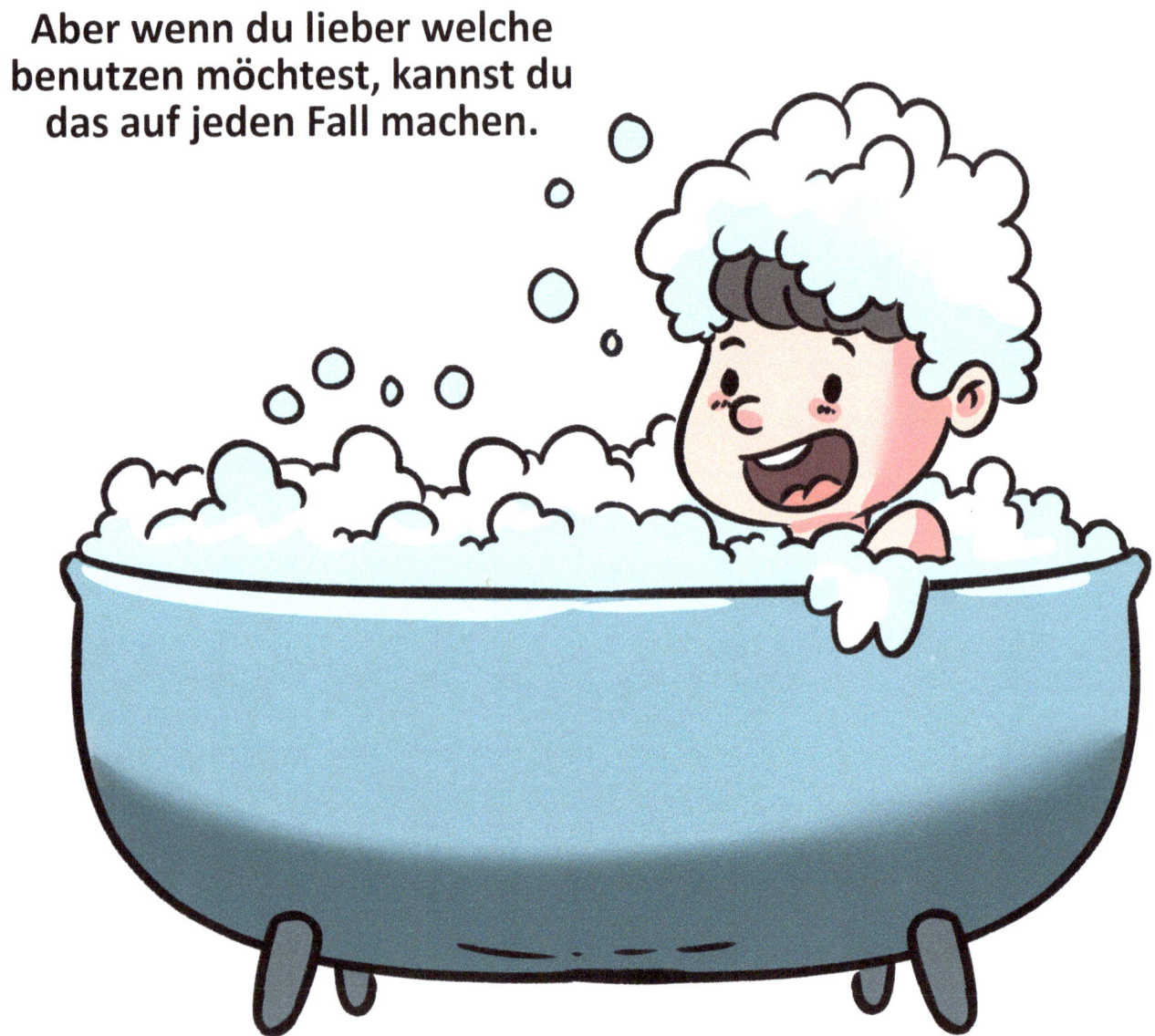

Hab keine Sorge. Dein Arzt wird deiner Familie erklären, auf was genau man an deinem Ohr achten soll, während es verheilt.

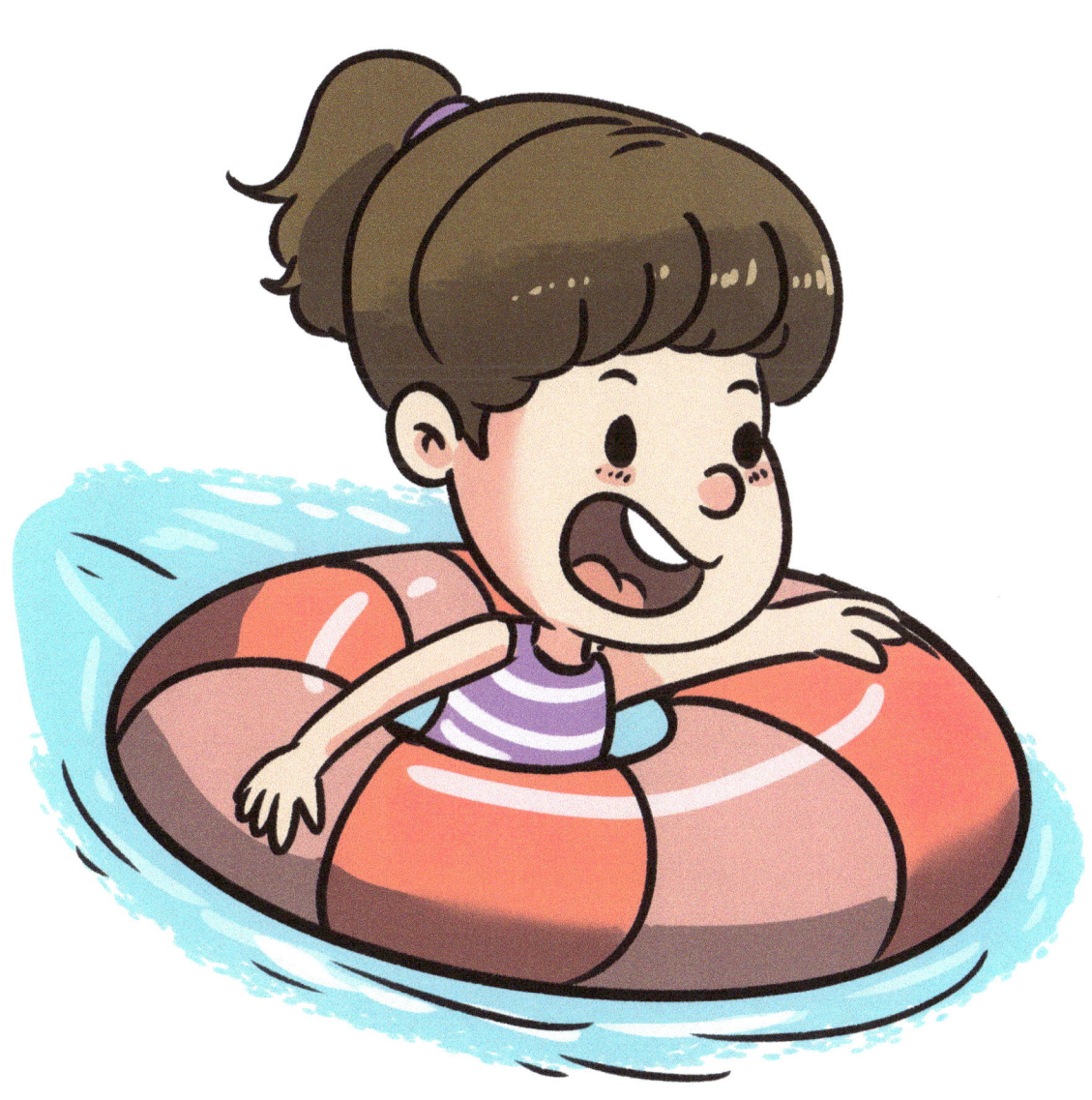

Solange du dein Paukenröhrchen hast, wirst du deinen Arzt hin und wieder besuchen, damit er nachschauen kann, ob weiterhin alles gut funktioniert und dein Ohr gut abheilt.

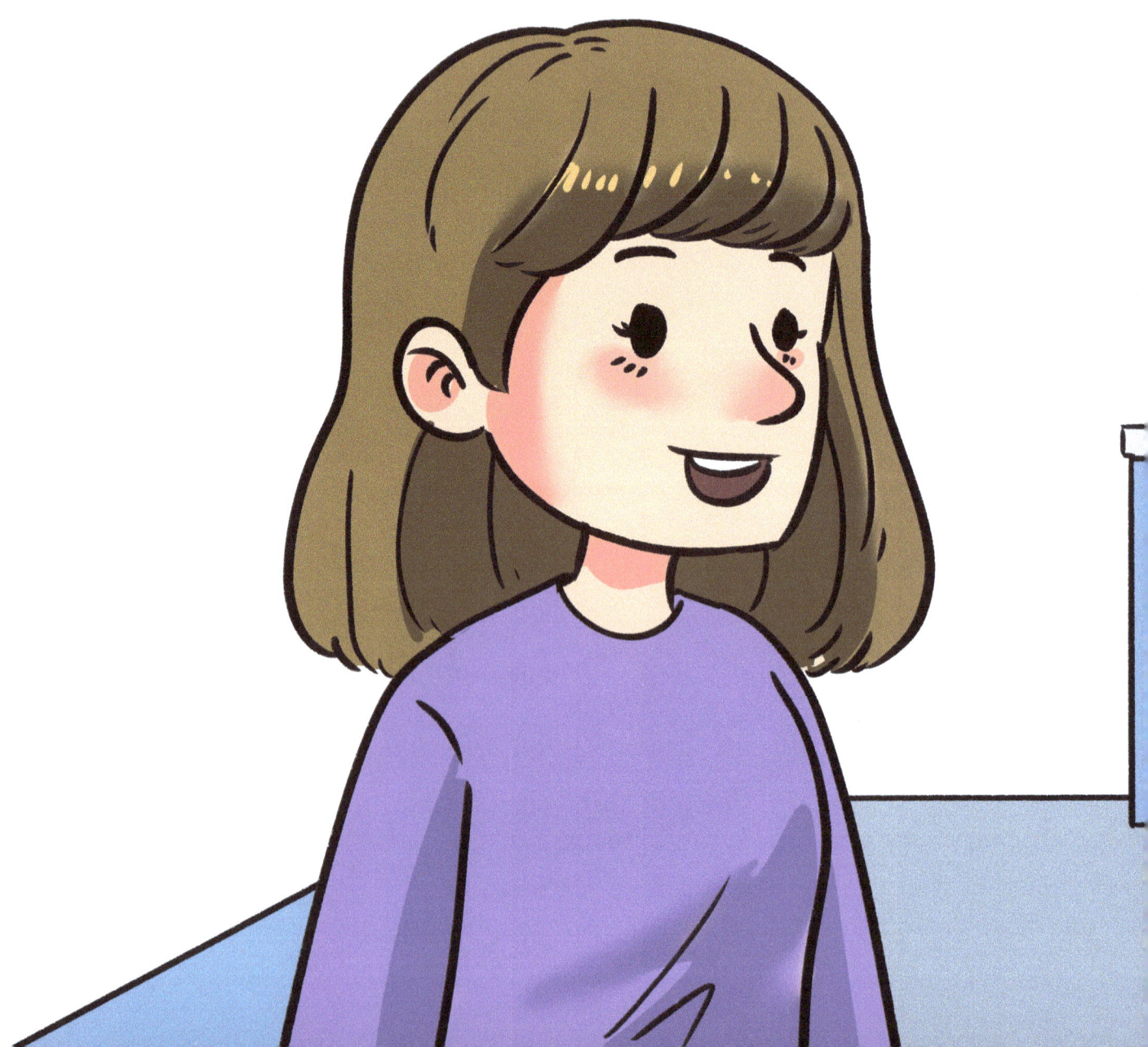

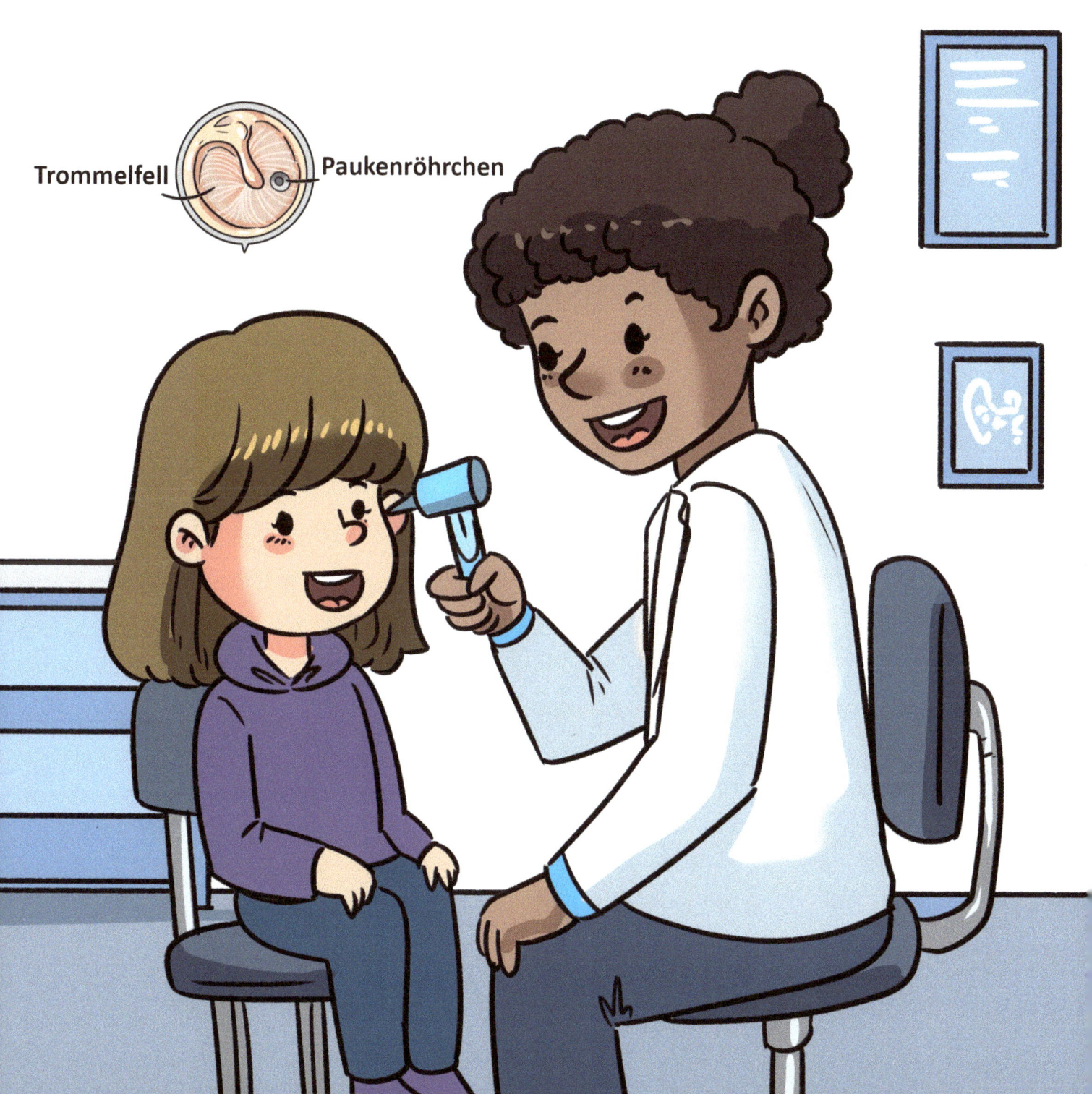

Was wirst du machen, nachdem du dein Paukenröhrchen bekommen hast?

Eine Party? Eine Feier?

Wie feierst du am liebsten?

Male oder schreibe deinen Partyplan unten auf.

Gute Besserung!

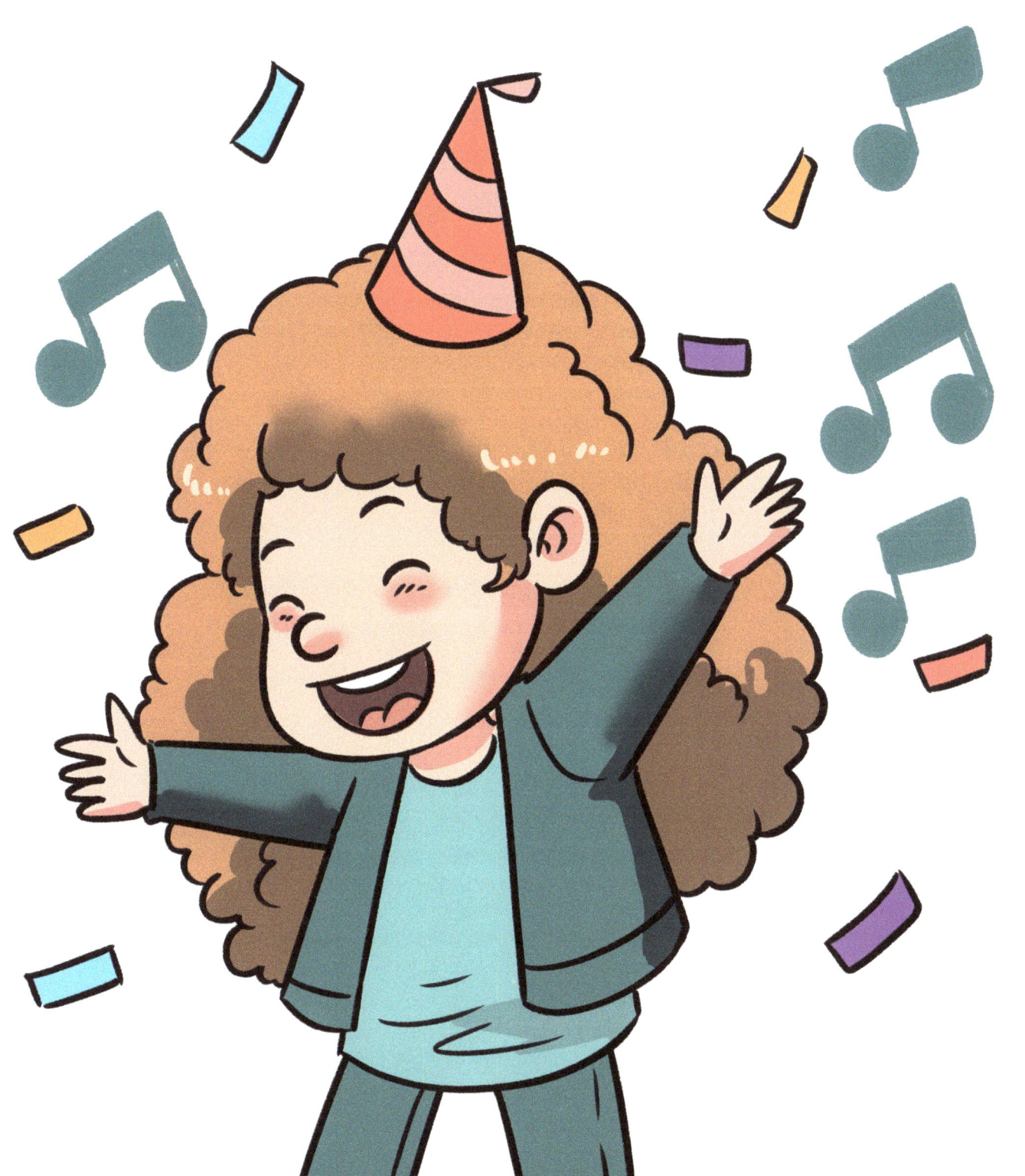

Hinweise für Eltern und Erziehungsberechtigte

- Das Legen eines intravenösen Zugangs erfolgt bei kleinen Kindern in der Regel erst, nachdem dein Kind im Operationssaal eingeschlafen ist. In einzelnen Fällen ist ein Zugang auch gar nicht notwendig.

- Nach dem Eingriff ist es normal, dass Kindern leicht desorientiert oder verwirrt und zudem reizbar sind. Auch weinen, schluchzen, treten, schreien oder ruckartige Bewegungen kommen gehäuft vor. Es dauert meist etwa eine Stunde, bis die Wirkung der Narkose nachlässt.

- Anweisungen/Einschränkungen nach der Operation:
Der Kinderarzt oder Chirurg sollte genaue Anweisungen geben zu (1) den Aktivitäten, die dein Kind in der Erholungsphase ausführen darf oder vermeiden sollte, (2) der Dauer dieser Einschränkungen und (3) den Nachsorgeuntersuchungen. Zudem sollten (4) Hinweise dazu gegeben werden, auf was zuhause geachtet werden muss und wann es zwingend notwendig ist, das Kind wieder ins Krankenhaus zu bringen. Sollte dies bis zur Entlassung nicht erfolgt sein, erinnere den Arzt bitte freundlich daran und stelle sicher, dass die Anweisungen eingehalten werden.

Haftungsausschluss

Es sollte beachtet werden, dass die Illustrationen nicht immer maßstabsgetreu sind.

Dieses Buch wurde zu Informations-, Bildungs- und persönlichen Entwicklungszwecken verfasst und sollte nicht als Ersatz für medizinischen Rat verwendet werden.

Bei Fragen oder Problemen zur medizinischen Versorgung sollte der zuständige Arzt des Kindes kontaktiert werden. Es kann keine Garantie dafür ausgesprochen werden, dass die Erlebnisse des Kindes im Krankenhaus den beschriebenen Situationen entsprechen werden.

Die Autorin und der Verlag sind weder direkt noch indirekt verantwortlich für etwaige Schäden, finanzielle Verluste oder sonstige Probleme, die aufgrund der Informationen in diesem Buch entstehen. Durch das Lesen dieses Buches erklären sich die Leser damit einverstanden, die Autorin und den Verlag nicht für Schäden, die durch Fehler, Ungenauigkeiten oder Auslassen von Informationen in diesem Buch entstehen könnten, verantwortlich zu machen.

Es sollte beachtet werden, dass die Erfahrung des Kindes im Krankenhaus stark abhängig von örtlichen Begebenheiten, der Einrichtung, einer etwaigen Notfallsituation und auch dem zuständigen medizinischen Team abhängt.

Daher sollte dieses Buch immer in Verbindung mit Empfehlung der zuständigen (Kinder-)Ärzte verwendet werden. Vielen Dank.

Hat dieses Buch deinem Kind bei der Operation geholfen?
Wenn ja, würde ich mich sehr freuen darüber zu hören!

www.amazon.com/gp/product-review/B0F92ZQVTT

Weitere Bücher können hier gefunden werden:

www.fzwbooks.com

Kontakt mit der Autorin

email: books@fzwbooks.com
facebook/instagram: @FZWbooks

Bücher von der Autorin

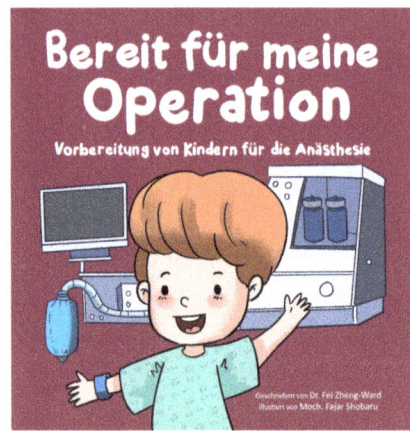
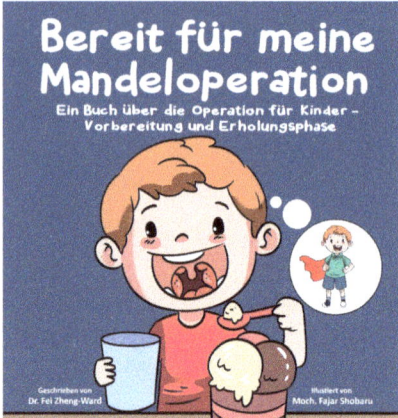
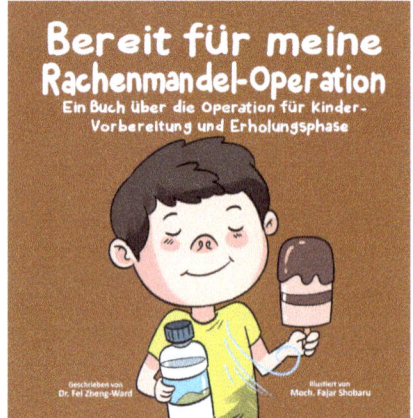
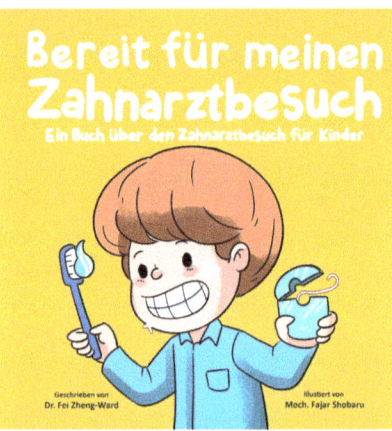
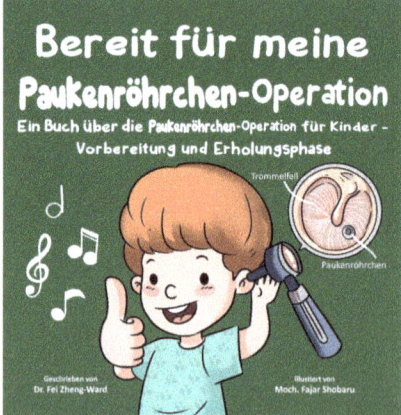
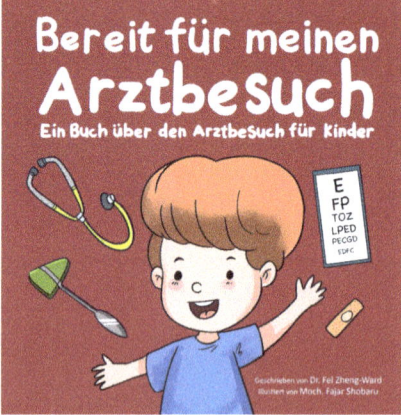
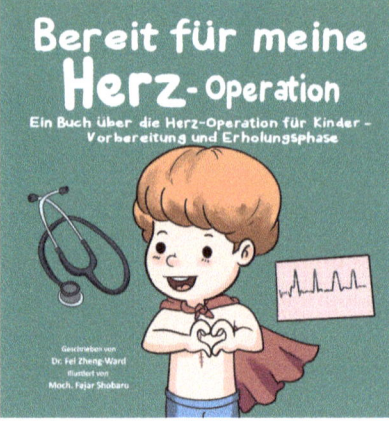
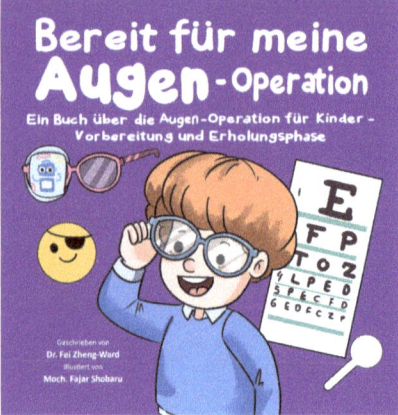
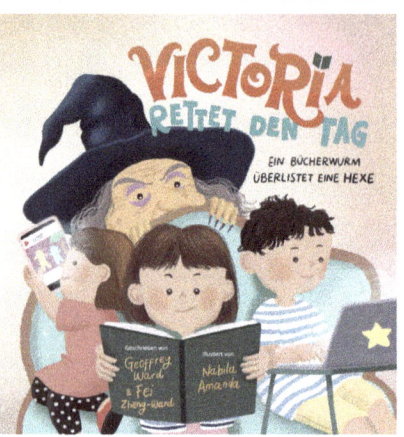

www.ingramcontent.com/pod-product-compliance
Lightning Source LLC
Chambersburg PA
CBHW040001040426
42337CB00032B/5184